Reçois Ta Guérison

Par Gabriel Agbo

Copyright: Gabriel Agbo

ISBN:13:

  10:

Sauf indication contraire, toutes les références bibliques dans cet ouvrage sont tirées de la version Louis Segond (LSG) 1910 de la Sainte Bible.

Éditeur: Gabriel Agbo

www.authorsden.com/pastorgabrielnagbo

E-mail: gabrielagbo@yahoo.com

Tel: +234-8037113283

De l'auteur du best-seller La Puissance de la Prière de Minuit

INTRODUCTION

Ce livre traite de la guérison divine et révèle les secrets pour y parvenir. Dieu guérit-Il encore aujourd'hui? Oui! Peut-on vivre aujourd'hui en parfaite santé? Oui! Notre Dieu est le même hier, aujourd'hui et éternellement. Attends-toi à recevoir la guérison pendant que tu lis ce livre.

Ici, vous découvrirez des témoignages incroyables qui affermiront votre foi et renforceront votre confiance en Sa capacité illimitée et volonté sans faille à intervenir même dans les pires situations. Par exemple, Dieu guérit encore aujourd'hui les maladies incurables ou en phase terminale. Il ressuscite encore les morts. Avez-lu l'histoire de cet homme qui est revenu de la mort à la vie après deux jours passés à la morgue ? Aujourd'hui, si Dieu peut le faire pourquoi penses-tu que ton état actuel est sans espoir? Vous y découvrirez beaucoup d'autres témoignages incroyables.

Ce livre comporte dix chapitres instructifs et puissants: Tout est Possible. La Guérison est un Droit pour Toi, L'Origine de la Maladie, La Parole de Dieu, Le Nom de Jésus, Le Saint Esprit, La Puissance de la Foi, Conserver Sa Guérison.

Vous découvrirez également le rôle de la prière, de l'onction d'huile, de l'imposition des mains, de la compassion (l'amour), de l'obéissance, des anges, de la louange et l'adoration, etc., dans votre quête de la guérison et la capacité à la conserver. Ce livre est conçu pour vous aider à recevoir votre guérison à mesure que vous le parcourez ; il est très pratique.

Gabriel Agbo

<u>**Dédicace**</u>

Je dédie ce livre à Dieu le Père, le Fils et le Saint-Esprit. Il est Celui-là même qui guérit toutes nos maladies.

<u>**TABLE DES MATIÈRES**</u>

Introduction

Dédicace

Chapitre 1

Tout est Possible

Chapitre 2

La Guérison est Votre Droit

Chapitre 3

Origine de la Maladie

Chapitre 4

Instruments de Guérison Divine

Chapitre 5

Le Pouvoir de la Foi

"Mais pour vous qui craignez mon nom, se lèvera Le soleil de la justice, Et la guérison sera sous ses ailes; Vous sortirez, et vous sauterez comme les veaux d'une étable''.

Malachie 4:2

Tout est possible

Chapitre1

Tout est possible !

A Onitsha

Un homme, nommé Dan Eke mourut et son corps fut placé à la morgue. Deux jours plus tard, pendant que le corbillard dans lequel se trouvaient sa femme et d'autres personnes transportait le corps vers le lieu de l'enterrement, celle-ci détourna étrangement le cortège vers l'endroit où se déroulait une croisade organisée par un évangéliste international de renom; elle avait rejeté l'idée que son mari fût mort et voulait que les intercesseurs priassent pour lui. Pendant la prière, le mort commença à bouger et la vie revint progressivement en lui. Incroyable ! Mais c'est un récit vrai de ce qui s'est passé lors d'une croisade organisée dans la ville commerciale d'Onitsha dans l'État d'Anambra, au Sud-est du Nigeria... Jésus est le même hier, aujourd'hui et éternellement!

Lagos

Et, au moment où je travaillais sur ce livre (le 8 novembre 2014 à 20:00), je suivais à la Télévision Nationale l'une des émissions télévisées du Pasteur Enoch, A. Adeboye, Pasteur Principal du Redeemed Christian Church (Église des Chrétiens rachetés) dans lequel il parlait d'une femme (une des fidèles de son église, je pense) dont la fille avait donné naissance à des jumeaux par césarienne.

Malheureusement, les bébés et leur mère n'ont pas survécu. Cependant la mère de la femme refusa de croire qu'ils étaient décédés. Elle se précipita à l'hôpital avec une bouteille d'huile, en versa quelques gouttes dans la bouche de l'un des bébés morts, et ordonna que la vie revint en lui et à la surprise du corps médical, le bébé recommença à bouger puisà pleurer, elle en fit de même pour l'autre bébé et leur mère (qui était en train d'être apprêtée pour la morgue) et obtint le même résultat. Ils revinrent tous à la vie! Wow! Si je n'avais pas entendu ce témoignage particulier de quelqu'un comme Adeboye, il m'aurait été un peu difficile d'y croire.

Cet homme de Dieu lui-même admit ouvertementqu'il n'avaitjamais vu ce genre de miracle auparavant, soulignant que cette femme n'occupait même pas de poste de responsabilité dans l'église, mais un simple membre ordinaire. Il partagea ce témoignage dans une de ses prédications lors d'une tournée à l'étranger. En vérité, il n'y a rien d'impossible à Dieu si vous vous connectez à Lui par la foi. Dieu ne fait point acception de personne, mais Il reconnaît et honore la foi partout où Il la trouve. Avec Lui tout est possible!

Et, en ce moment même où je travaille sur ce livre, il y a une affaire qui défraie la chronique à la télévision nationale ; c'est l'histoire d'un homme originaire de l'État d'Ogun au Nigéria, dont le car dans lequel il voyageait fit un accident dans lequel tous les passagers perdirent sur le champ la vie ; leurs corps furent déposés dans une morgue dans l'État de Kano. Lorsque la familleapprit la nouvelle, elle décida d'enterrer le défunt à Kano car grande est la distance qui sépare les deux Etats. Aussi, l'une des sœurs de l'homme fit le déplacement à Kano pour identifier le corps remplir les autres formalités. À la surprise générale, lorsque la morgue fut ouverte, l'homme futtrouvé en vie après plusieurs jours passés dans cet endroit. Naturellement, lorsqu'il fut finalement ramené dans sa communauté, les gens qui avaientappris sa mort dans un accident de route, eurent peur de le toucher ou même de s'approcher de lui, pensant voir un revenant. J'ai moi-même regardé cela à la télévision nationale. Et je crois que c'est cette partie de l'histoire qui a attiré les journalistes à cet endroit.

Il y a quelques jours, j'ai aussiassisté à la télévision le témoignage d'un autre jeune homme, également victime d'un accident de la circulation, rassurant ses amis et connaissances qu'il était bel et bien vivant, et non décédé comme cela se racontait. Il fut placé à la morgue après l'accident mais plus tard se leva et sortit de là. Des histoires comme celles-ci, il y en a plusieurs et je suis certain que vous en connaissez. Mais avant de partager avec vous les raisons pour lesquelles j'ai décidé de commencer ce livre si important sur la guérison par ces témoignages poignants, je voudrais que nous jetions rapidement un regard sur la Parole de Dieu pour voir comment Dieu, dans des situations similaires de mort que l'on croyait irréversibles, a retourné la situation.

À Sarepta

L'histoire qui va suivre est très intéressante. Il s'agit de l'histoire de la veuve deSarepta qui donna à Elie le "dernier repas" qui lui restait lorsque ce dernier fuyait la sécheresse et la famine qui sévissaient en Israël? Sur les paroles d'Elie, la femme fut témoin de la multiplication surnaturelle de sa dernière provision de farine et d'huile. Après cet événement, son fils tomba malade, puis mourut mais fut ramené à la vie par l'homme de Dieu. Lisons,

"Après ces choses, le fils de la femme, maîtresse de la maison, devint malade, et sa maladie fut si violente qu'il ne resta plus en lui de respiration. Cette femme dit alors à Élie: 'Qu'y a-t-il entre moi et toi, homme de Dieu? Es-tu venu chez moi pour rappeler le souvenir de mon iniquité, et pour faire mourir mon fils?

Il lui répondit: Donne-moi ton fils. Et il le prit du sein de la femme, le monta dans la chambre haute où il demeurait, et le coucha sur son lit. Puis il invoqua l'Éternel, et dit: Éternel, mon Dieu, est-ce que tu affligerais, au point de faire mourir son fils, même cette veuve chez qui j'ai été reçu comme un hôte?

<u>Et il s'étendit trois fois sur l'enfant, invoqua l'Éternel, et dit: 'Éternel, mon Dieu, je t'en prie, que l'âme de cet enfant revienne au dedans de lui'. L'Éternel écouta la voix d'Élie, et l'âme de l'enfant revint au dedans de lui, et il fut rendu à la vie!</u> Elie prit l'enfant, le descendit de la chambre haute et le donna à sa mère. Et Elie dit : Vois, ton fils est vivant! "

1 Rois 17:17-23

Merveilleux ! C'est l'un des miracles les plus puissants que l'on trouve dans la Bible. Ce garçon fut frappé par une maladie grave qui finit par l'emporter. Sa mère en fut très affligée et accusa son hôte, le prophète de Dieu d'être responsable de ce malheurcar tout laissait croire que c'était son fils unique. Je ne crois pas qu'elle pensait vraiment ce qu'elle disait, mais crois qu'elle fit cela pour toucher Elie en son esprit et l'amener à agir, à faire quelque chose pour décanter la situation. Elle avait déjà été témoin de la multiplication miraculeuse ainsi que de la puissance des paroles et actions d'Elie qui l'ont convaincu que ce dernier est fortement connecté à la Puissance d'en-haut et savait que par cette connection tout est possible.

Élie releva promptement le défi. Il prit le corps sans vie de l'enfant et le porta à la CHAMBRE HAUTE ; là, il invoqua le Seigneur et posa des actions prophétiques ; le garçon revint aussitôt à la vie ! Gloire soit rendue à Dieu!Ceci est uneillustration classique du sujet que nous abordons ce livre. Votre état de santé s'est peut-être aggravé comme celui du jeune garçon; vous devez savoir que rien n'est perdu. La réaction de ce grand homme de Dieu m'a également impressionné. Nous avons besoin de tels hommes aujourd'hui. Il n'avait aucun doute sur sa relation avec son Dieu.

Tout d'abord, ildéplaça le garçon loin des pleurs, des regrets, de la capacité et la sympathie de l'homme pour le porter dans le lieu de prière, au plus haut niveau spirituel (la Chambre Haute), là où toutes choses sont possibles. Ensuite, il passa du temps devant Dieu pour lui exposer le cas. Puis, regardez à nouveau l'action prophétique qu'il posa : Il s'étendit de tout son long sur le corps sans vie de l'enfant trois fois et invoqua l'Eternel ; l'enfant revint aussitôt à la vie! Extraordinaire! Les méthodes utilisées par les prophètes sont parfois étranges. Où sont les prophètes et leurs actions de nos jours? Nous avons vraiment besoin dans notre génération d'une telle orientation divine. En vérité, tout est possibleavec Dieu!

Les Ossements d'Élisée

Découvrons maintenant une autre histoire aussi incroyable rapportée par la Bible. Il s'agit d'un homme qui décéda et dont le corps fut jeté dans le tombeau où était enterré le puissant prophète Elisée ; et incroyable, dès que la dépouille toucha les ossements d'Élisée, le corps reprit vie et l'homme se tint sur les pieds ! Wow ! Certaines personnes portent en elles la puissance de Dieu ! Même dans la mort, les os de ce prophète faisaient encore des merveilles! Cette partie est l'une des plus incroyables de la bible. TOUT est Possible avec Dieu. Lisez ce qui suit:

"Élisée mourut, et on l'enterra. L'année suivante, des troupes de Moabites pénétrèrent dans le pays. Et comme on enterrait un homme, voici, on aperçut une de ces troupes, et l'on jeta l'homme dans le sépulcre d'Élisée. L'homme alla toucher les os d'Élisée, <u>et il reprit vie et se leva sur ses pieds.</u>"

2 Rois 13:20-21

Mon Dieu! Formidable! Il est bon de servir Dieu. Même morts, nos os, paroles et actions continueront de véhiculer le courant divin! Même morts, les signeset merveilles nous accompagneront! Que Le Seigneur nous permette d'atteindre ce niveau au nom de Jésus! Le Dieu d'Elie et d'Élisée sera aussi la nôtre à jamais. -Amen! S'il l'a fait hier, Il peut encore le faire aujourd'hui. Il ne changera jamais !

Lazare

Pouvons-nous continuer? Venons maintenant dans le Nouveau Testament. Nous connaissons tous déjà très bien l'histoire de Lazare dans Jean Chapitre 11. Cet homme mourut et fut enterré. Après quatre jours dans la tombe, il revint à la vie! En effet, lorsque Jésus demandaqu'on Lui montrât où Lazare était enterré, Marthe, la sœur du mort, lui a répondit : ''Seigneur, **il sent déjà''**. Mais Jésus insista qu'on Le conduisît au lieu où Lazare était inhumé. Mon Dieu! Peu importe à tel point votre situation est grave, confuse et désespérée, Dieu est capable de vous restaurer. En effet, Dieu est disposé à le faire maintenant pour vous. Jésus semblait dire avec insistance: "Peu importe depuis combien de temps ou à quelle profondeur dans le sol il est enterré, peu importe à quel degré de décomposition se trouve son corps, montrez-moi juste là où vous l'avez enterré. "Oui, s'Il put ressusciter Lazare dutombeau après quatre jours, à combien plus forte raison ne pourra pas le faire pour nous qui sommes encore vivants? Lisons ensemble :

"Jésus, étant arrivé, trouva que Lazare était déjà depuis quatre jours dans le sépulcre...Marthe dit à Jésus: ''Seigneur, si tu eusses été ici, mon frère ne serait pas mort... Jésus, la

voyant pleurer, elle et les Juifs qui étaient venus avec elle, frémit en son esprit, et fut tout ému. "Et il dit: Où l'avez-vous mis? "...Jésus ... se rendit au sépulcre. C'était une grotte, et une pierre était placée devant.Jésus dit: "Ôtez la pierre". Marthe, la sœur du mort, lui dit: "Seigneur, il sent déjà, car il y a quatre jours qu'il est là"; Jésus lui dit: Ne t'ai-je pas dit que, si tu crois, tu verras la gloire de Dieu? Ils ôtèrent donc la pierre. Et Jésus leva les yeux en haut, et dit: "Père, je te rends grâces de ce que tu m'as exaucé. Pour moi, je savais que tu m'exauces toujours; mais j'ai parlé à cause de la foule qui m'entoure, afin qu'ils croient que c'est toi qui m'as envoyé". Ayant dit cela, il cria d'une voix forte: "Lazare, sors!" <u>ET LE MORT SORTIT, les pieds et les mains liés de bandes, et le visage enveloppé d'un linge. Jésus leur dit: Déliez-le, et laissez-le aller.</u>"

Jean 11:17- 44

Gloire soit rendue au Seigneur! Oh mon Dieu! Un homme enterré depuis quatre jours? Sans aucun doute, le corps devait etre en pleine décomposition et la sœur du mort ne croyait pas si bien le dire lorsqu'elle parla à Jésus. Mais le MAITRE de toutes circonstances, le SEIGNEUR de la vie et de la mort s'illustra à nouveau et commanda à la vie de revenir en lui ... En vérité, même la mort entend et obéit à Sa voix!

Peut-être traversez-vous en ce moment la vallée de l'ombre de la mort ? Vous avez perdu tout espoir d'en sortir; Votre cas est comme le corps enterré dans un état avancé de putréfaction. Écoutez, Dieu vous délivre du tombeau aujourd'hui au nom de Jésus! Oui, Il vous en fait sortir maintenant! En dépit de l'état désespéré de votre situation, écoutez-le :

"Prophétise donc, et dis-leur: Ainsi parle le Seigneur, l'Éternel: Voici, <u>j'ouvrirai vos sépulcres</u>, je vous ferai sortir de vos sépulcres…"

Ézéchiel 37:12

Amen! Rendez grâce à Dieu ; Il s'adressait également à une situation désespérée comme celle que vous traversez en ce moment - une vallée d'ossements éparpillés, rongés par le temps, desséchés, sans vie, sans espoir et abandonnés. Dieu demanda à Ézéchiel, le prophète, de prophétiser la vie sur eux. Il s'exécuta et aussitôt la vie revint en eux. Aujourd'hui, comme Ézéchiel, prophétisez maintenant et recevez la vie et la guérison totale dans votre corps au nom de Jésus!

Jésus Lui-même

Nul besoin de vous raconter à nouveau l'histoire de Jésus-Christ qui fut blessé, dont le côté fut percé avec une lance, les paumes transpercées par des clous, sur la tète duquel une couronne d'épines fut posée et qui plus tard futenterré dans un tombeausous haute surveillance. Mais au troisième jour, Il sortit vivant majestueusement de ce tombeau,totalement guérie et restauré. En vérité, Il ne fut pas que ressuscité d'entre les morts, Il fut également physiquement guéri de ces profondes et écrasantes blessures. Souvenez-vous, après sa résurrection, Il leur montra à Ses disciples les cicatrices sur Son corps, afin qu'ils crussent que c'était bel et bien Lui. En vérité, le Dieu qui ressuscite les morts est aussi Celui qui guérit les malades.

Les apôtres également

Les apôtres n'étaient pas en reste. Des morts furent également ressuscités par eux. Jetons un regard sur ce qui se passa à Joppa. Dorcas (Tabitha) était déjà morte et son corps apprêté pour l'inhumation. Mais par le truchement de Pierre, Dieu la ramena à la vie:

"Il y avait à Joppé, parmi les disciples, une femme nommée Tabitha, ce qui signifie Dorcas: elle faisait beaucoup de bonnes œuvres et d'aumônes. Elle tomba malade en ce temps-là, et mourut. Après l'avoir lavée, on la déposa dans une chambre haute. Comme Lydde est près de Joppé, les disciples, ayant appris que Pierre s'y trouvait, envoyèrent deux hommes vers lui, "pour le prier de venir chez eux sans tarder !"

Pierre se leva, et partit avec ces hommes. Lorsqu'il fut arrivé, on le conduisit dans la chambre haute. Toutes les veuves l'entourèrent en pleurant, et lui montrèrent les tuniques et les vêtements que faisait Dorcas pendant qu'elle était avec elles. Pierre fit sortir tout le monde, se mit à genoux, et pria; puis, se tournant vers le corps, il dit: "Tabitha, lève-toi!" Elle ouvrit les yeux, et ayant vu Pierre, elle s'assit. Il lui donna la main, et la fit lever. Il appela ensuite les saints et les veuves, et la leur présenta vivante. "

ACTES 9:36-41

Prêtons attention à certaines choses dans ce récit notamment "la chambre haute", loin de la foule en pleurs, "se mit à genoux, et pria", lui ordonna avec foi. Ces principes sont infaillibles. Quand vous mettez votre confiance en Dieu, toute chose devient possible pour vous. En outre, je pense que la générosité et la bonté de cette femme envers les veuves, les pauvres et d'autres personnes l'ont inconsciemment préparée à ce miracle. C'était non seulement la prière de Pierre, mais aussi les pleurs de ces veuves qui l'ont ressuscitée d'entre les morts. En vérité, les actions que vous posez aujourd'hui vous préparent au jour du besoin et de miracles.

Dieu ne déploiera pas tant d'énergie pour ressusciter un méchant pécheurd'entre les morts. Absolument pas.Pourquoi le ferait-Il ? Pour qu'il reviennecontinuer ses œuvres de méchanceté ?? Dîtes-moi. Certainement, Dieu ramena Dorcas à la vie pour qu'elle continue de faire ses bonnes œuvres envers les pauvres, les veuves et des démunis. La priorité de Dieu n'est pas la restauration d'un pécheur rétrograde. Alors, sachez comment mener votre vie. <u>Votre justice parlera en votre faveur au jour de la détresse.</u> Vous découvrirez des exemples similaires notamment celui du roi Ézéchias, plus loin. Manifestez-vous la bonté et la générosité autour vous ? Venez-vous en aide à ceux qui sont dans le besoin ? Menez-vous une vie de sanctification ? Avez-vous accepté Jésus comme votre Seigneur et Sauveur personnel? Si non, faites-le maintenant, avant de poursuivre la lecture.

Jetons également un regard sur l'incident au cours duquel l'apôtre Paul fut lapidé à mort ; les autres disciples vinrent et l'entourèrent.Il fut aussitôt ressuscité:

"Alors survinrent d'Antioche et d'Icone des Juifs qui gagnèrent la foule, et qui, après avoir lapidé Paul, le traînèrent hors de la ville, pensant qu'il était mort. <u>Mais, les disciples l'ayant entouré, il se leva, et entra dans la ville.</u> "

ACTES 14:19-20

<u>Il se leva car les croyants se tenaient à ses cotés ! Il n'y a aucune limite à ce que Dieu peut faire avec nous lorsque nous sommes unis et si nous soutenons en toute circonstances les uns les autres en temps de besoins et de faiblesse.</u> Nous avons tout à apprendre de l'exemple de ces premiers chrétiens. Si cela se passait aujourd'hui, je crois que la plupart des chrétiens se désolidariseraient de Paul parce qu'il n'est pas membre de leur assemblée. En outre, même parmi les membres de son assemblée, certains chercheraient d'abord à comprendre les circonstances qui entourent sa mort, notamment s'il prêchait au mauvais moment ou au mauvais endroit, puis à savoir s'il est quelqu'un d'influent ou est un grand soutien financier à leur église, etc. C'est à cela que l'église est réduite. Au contraire de cela, ces vrais croyants entourèrent aussitôt le ''soldat tombé'' sur le champ de bataille, ne laissant pas d'autres choix à ce Merveilleux Dieu que de le ramener à la vie. Que ce soit au niveau local, national ou mondial, si nous restons solidaires nous expérimenterons la puissance miraculeuse et restauratrice de Dieu. Même la mort ne pourra tenir devant nous!

Vous devez également savoir ceci : en vérité, il n'y a rien que Dieu ne puisse faire. Lorsque nous croyons, rien ne nous est impossible. Lisons ceci :
"Le premier jour de la semaine, nous étions réunis pour

rompre le pain. Paul, qui devait partir le lendemain, s'entretenait avec les disciples, et il prolongea son discours jusqu'à minuit. Il y avait beaucoup de lampes dans la chambre haute où nous étions assemblés. Or, un jeune homme nommé Eutychus, qui était assis sur la fenêtre, s'endormit profondément pendant le long discours de Paul; entraîné par le sommeil, il tomba du troisième étage en bas, et il fut relevé mort.

<u>Mais Paul, étant descendu, se pencha sur lui et le prit dans ses bras, en disant: Ne vous troublez pas, car son âme est en lui.</u>"

ACTES 20:7-10

Voyez par vous-mêmes! Quelqu'un tomba du troisième étage, l'apôtre s'approcha, se pencha sur lui, posa (à nouveau) un acte prophétique et aussitôt le mort revint à la vie.

J'ai commencé par ces témoignages incroyables pour montrer qu'il n'y a rien que Dieu ne puisse faire lorsque nous croyons en Lui. La mort, nous le savons, est un état ultime et irréversible pour tout être vivant, mais nous avons démontré ici que Dieu est capable de rendre réversible ce qui pour l'homme semble irréversible. Alors si Dieu ressuscite les morts en les faisant sortir du tombeau plusieurs jours après l'inhumation, dites-moi quelle maladie, infection ou condition Dieu ne peut-Il pas guérir?

La Guérison est un Droit pour Toi

CHAPITRE DEUX

CHAPITRE DEUX

La Guérison est un Droit pour Toi

Récemment, j'ai prêché dans une église ; à la fin de ma prédication, j'ai lancé un appel depuis le pupitreet demandé aux malades de s'avancer pour que je priasse pour eux. A ma grande surprise, pratiquement tous ceux qui se trouvaient dans la salle sont venus devant. C'est une église d'environ 2000 membres. Après le culte, des particuliers et des familles s'approchèrent également de moi pour des sujets spécifiques, notamment cette femme qui avait constamment des bourdonnements dans les oreilles, ressentait des picotements dans les pieds et faisait des fausses couches ; il y avait aussi un responsable âgé qui se plaignait de douleurs, d'autres qui avaient des douleurs de poitrine, un jeune homme fou, des personnes qui voulaient réussir dans la vie, cherchaient un progrès et beaucoup d'autres malades qui ne savaient plus à quel sain se vouer. Aujourd'hui, recevez votre guérison, quelle que soit la maladie dont vous souffrez dans votre corps au nom au nom de Jésus!

De nos jours, c'est ce qui se passe généralement lors de nos cultes de guérisons. Chaque jour, des millions de personnes soupirent après la guérison de leur maladie et des solutions à leurs multiples problèmes. Certains se tournent vers Dieu, d'autres se rendent à l'hôpital, tandis que des millions d'autres confient leurs sorts à des agents sataniques, notamment les faux prophètes et autres guérisseurs démoniaques; qui se présentent comme de bons samaritains mais qui en réalité finissent par créer plus de problèmes à leurs victimes. A ce stade de l'étude, nous voulons affirmer haut et fort que tout enfant de Dieu a droit à une santé parfaite. Si vous êtes un chrétien vraiment né de nouveau, sachez que la guérison fait partie du salut que vous avez reçu. Alors, pourquoi trouvons-nous aujourd'hui tant de chrétiens malades (si fréquemment) ? Est-ce par ignorance ?

Jésus en est un exemple marquant ; nulle part la Bible ne mentionne qu'Il fut une fois malade. Vous pouvez vérifier cela attentivement. Il était l'expression même du caractère et de la manifestation de Dieu. Il était l'image exacte de Dieu. Il était si proche de Dieu de par Ses paroles, Ses pensées et Son obéissance qu'aucune maladie ou infirmité ne pouvait s'attacher à Son corps. Et la bible nous exhorte à mettre en Lui notre confiance. Il est le Chef et le Consommateur de notre foi. Il est notre exemple parfait, notre modèle en toutes choses. Nos regards se portent sur Lui et nous devons Lui ressembler dans nos paroles, actions et possessions!S'Il n'était pas ce que la Bible dit de Lui, alors nous n'aurions pas de raison d'être. Quela puissance qui a opéré dans Sa vie commence dès à présent à œuvrer dans la vôtre.

L'apôtre Jean a exprimé le souhait que nous prospérions à tous égards et soyons en bonne santé comme prospère l'état de notre âme. Absolument! La volonté de Dieu est que nous soyons en bonne santé. C'est la volonté de Dieu pour tout chrétien. Vous y avez droit en tant qu'enfant de Dieu. Un enfant hérite toujours de ses parents. Lorsque cela n'est pas le cas, sa qualité d'ayant droit est susceptible d'être remise en cause. Si donc nous sommes vraiment des enfants de Dieu, nous devons revendiquer et nous approprier sans délai tout cet héritage ô combien important dans notre vie. Dieu est prospère, parfait et sans aucune infirmité. Il ne peut tomber malade. Il ne manque et ne manquera jamais de rien. Par conséquent, nous n'avons pas d'autre choix que deressembler à notre père. Selon la Bible, tel notre père est dans le ciel, nous aussi devons être sur la terre, c'est-à-dire, en bonne santé, prospères et ayant le contrôleaussi longtemps que nous Le représentons ici. Sinon, à qui d'autre devrions-nous ressembler ? Oui, Jean le savait quand il fit la déclaration éternelle suivante:

"Bien-aimé, je souhaite que tu prospères à tous égards et <u>sois en bonne santé</u>, comme prospère l'état de ton âme."

3 Jean 2

La Guérison

Guérir quelqu'un, c'est simplement lui apporter des soins dans le but de le rétablir d'une maladie ou d'un malaise, qui peut prendre la forme d'une infection, d'une affection, d'un trouble, d'une pathologie virale etc. La maladie possède également une dimension spirituelle. En vérité, il y a des pathologies qui sont causées par des puissances démoniaques et leurs agents humains. Cette partie sera développée dans la suite de cet enseignement. Tout ce qui affecte la santé de l'homme, est une maladie et doit être totalement rejeté. Il faut comprendre que la maladie peut être d'origine physique, spirituelle ou psychologique. Elle est d'origine physique lorsqu'elle est induite par des facteurs physiologiques, environnementaux, accidentels ou d'autres natures physiques.

Elle est d'origine psychologique, mentale, émotionnelle ou spirituelle lorsqu'elle est causée par des facteurs invisibles et irrationnels. La bonne nouvelle, aujourd'hui, c'est que peu importe la cause, la durée, le type ou laforme de la maladie, Dieu déclare qu'Il est Celui qui guérit toutes nos infirmités. Il dit bien TOUTES. Nous devons rendre grâce au Seigneur de ce que mêmes les professionnels de santé le reconnaissent.C'est eux qui procèdent au diagnostic et traitent la maladie mais ils reconnaissent que c'est Dieu seul qui guérit. C'est également le sens de leur emblème - le serpent enroulé autour du bâton. Vous souvenez-vousdu serpent d'airain que Dieu ordonna à Moïse de fabriquer et de percher sur un poteau, afin que quiconque fût mordu par un serpent et qui le regardât reçusse la guérison ?

Nous trouvons ce passage dans le chapitre vingt et un du livre de Nombres.

Je veux te guérir

La volonté de Dieu a toujours été de nous guérir, que nous soyons en bonne santé. En vérité, si nous voulons accomplir Sa volonté et réaliser notre dessein en Lui, nous seront certainement en bonne santé. En effet, si aujourd'hui vous en doutez, il suffit d'aller prêcher (évangéliser) tout en étant malade pour s'en convaincre. Vous ne pouvez pas faire l'œuvre de Dieu pleinement, avec joie avec une santé toujours défaillante.

La volonté de Dieu aujourd'hui est que vous soyez guéris de vos infirmités et cela, Jésus l'a démontré tout le long de Son ministère à plusieurs reprises ; et en voici un exemple :

"Lorsque Jésus fut descendu de la montagne, une grande foule le suivit.Et voici, un lépreux s'étant approché se prosterna devant lui, et dit: Seigneur, si tu le veux, tu peux me rendre pur.

Jésus étendit la main, le toucha, et dit: Je le veux, sois pur. Aussitôt il fut purifié de sa lèpre.''

Matthieu 8:1-3

Gloire soit rendue à Dieu ! Certains aujourd'hui raisonnent en eux-mêmes comme celépreux et se disent 'Dieu me guérira s'il le veut'. Ils se trompent ! La volonté de Dieu a toujours été de nous guérir de nos maladies. Il ne tire aucune gloire ou joie lorsque la maladie nous ronge. Il ne se glorifie pas dans la maladie.Sa volonté parfaite est que vous parveniez à la guérison et cela dès maintenant. Revenons à l'histoire du lépreux. Celui-ci se prosterna devant le Seigneur et dit: ''Seigneur, si tu le veux…''. Remarquez qu'à ces mots, Jésus lui permit à peine de terminer sa phrase, aussi humble semblait-elle. Il étendit la main, le toucha et dit: ''Je le veux, soispur!''

La volonté de Dieu pour toi maintenant est que tu parviennes à la guérison. Il veut que tu le serves avec une bonne et parfaite santé. Ce qu'Il a dit au Lépreux, Il te le dit également aujourd'hui: ''Je le veux, soispur!'' Reçois ta guérison au nom puissant de Jésus!

Origine de la maladie

CHAPITRE TROIS

Origine de la maladie

La maladie, les infirmités, la mort sont toutes des conséquences du péché. La maladie ne fait pas partie du plan originel de Dieu pour l'homme. Adam et Ève ne furent pas créés avec des maladies. Dieu fit l'homme, un être excellent, bon, béni, complet exactement à sa ressemblance. Dans le plan originel de Dieu, l'homme ne devait ni tomber malade ni mourir. Mais la situation se dégrada après la chute de l'homme, qui désobéit à Dieu en succombant à la tentation de Satan, le malin. Lisons ensemble ce qui suit :

"Puis Dieu dit: Faisons l'homme à notre image, selon notre ressemblance, et qu'il domine … sur la terre. Dieu créa l'homme à son image, il le créa à l'image de Dieu, il créa l'homme et la femme… Dieu vit tout ce qu'il avait fait et voici, cela était très bon."

Genèse 1:26, 27,et 31

Entendez-vous cela? Une créature excellente! Dieu établit l'homme maitre de toute la création. Il le créa excellent, à Son image et Sa ressemblance. Alors, comment la maladie et les infirmités s'introduisirent-elles dans la vie de l'homme, créé à l'image et la ressemblance du Tout-Puissant ? Comment? Après que le péché de la désobéissance entachât la forme originelle. Après la chute, les infirmités, la maladie, la pauvrcté, les malédictions, la violence, les conflits, les meurtres, la mort, etc. s'introduisirent dans cette création naguère parfaite. Satan fit entrer le péché qui à son tour, introduisit la maladiela maladie, les infirmités, la violence, le crime et la mort dans le monde. Il est la source de tout le mal dans le monde.

Le plan de Dieu pour notre guérison

Gloire soit rendue à Dieu qui aussitôt prépara un plan de rédemption depuis le jardin d'Éden. Il parla de la semence de la femme qui se révéla finalement etre Jésus Christ, notre Sauveur. En Lui, Dieu restaure tout ce quel'homme a perdu par sa désobéissance dans le jardin d'Éden, et la restauration divine en fait certainement partie. Par les meurtrissures que ce Jésus, la postérité de la femme du jardin d'Éden, nous sommes, selon la Bible, guéris de nos maladies. "…par les meurtrissures duquel vous avez été guéris!" 1 Pierre 2:24.

Cela veut simplement dire que Jésus a payé pour votre guérison par les nombreuses blessures douloureuses et écrasantes qui lui furent infligées avant Sa mort notamment les 39 coups de fouet, cette lance lui transperçant le flanc, la couronne d'épine posée sur la tête lui déchirant la peau, les multiples bastonnades etc. Par ces meurtrissures qu'Il endura vous êtes guéris! C'est pour que nos corps obtiennent la guérison divine que Dieu le fit passer par toutes ces souffrances. Oui, le mal qui te ronge en ce moment en fait partie. Jésus a payé le prix pour cela. Tu dois te lever et revendiquer maintenant ta guérison. Oui, tu dois te lever et t'approprier le sacrifice qu'Il accomplit pour toi à la croix. Si tu es vraiment son enfant, Il te dit que la guérison est ton pain, ta nourriture quotidienne. Je prie que pendant que tu lis ceci, la puissance de guérison de Christ descende sur toi maintenant au nom puissant de Jésus-Christ. Maintenant retire toi à part pendant une journée et prie pour cette infirmité. Demandeà Dieu, le guérisseur par excellence, de le retirer sans délai de votre corps. Fais le sans tarder. Et que Dieu exauce tes prières au nom de Jésus. Amen!

Origine de la maladie

Origine Spirituelle

Une maladie est dite spirituelle lorsqu'elle est causée par des puissances démoniaques, des agents de Satan ou la conséquence de malédictions. Dieu, l'homme ou Satan (et ses agents) peuvent prononcer des malédictions susceptibles d'entrainer des maladies. La guérison de ce genre de maladies ne peut être obtenue que par des voies spirituelles, c'est-à-dire par la prière et le moyen de la repentance. En outre, il existe des maladies issues de la désobéissance à la Parole de Dieu, qui peuvent affecter le corps. La guérison de ce type de maladie passe aussi bien par la repentance, la prière que par les soins médicaux. J'ai toujours préconisé que les hommes de Dieutravaillent main dans la main avec les médecins pour de meilleurs résultats de santé. En vérité, rien n'empêche quelqu'unqui prie pour la guérison divine de recevoir en même temps des soins médicaux.Que ce soit par la prière ou les soins médicaux, c'est Dieu qui guérit.

Récemment, une jeune dame victime d'empoisonnement est venue à moi très malade. Elle était sur le point de mourir ; Je viens de guérir une jeune femme très malade qui dit avoir été empoisonnée. Elle était sur le point de mourir tellement ses jambes étaient enflées, elle pouvait à peine marcher. Elle persévéra dans la prière ; Je l'accompagnai dans un laboratoire pour des analyses médicales où il fut diagnostiqué une infection des MST très sévère. Elle fut conduite à l'hôpital.

Au moment où j'écris ce livre, elle est totalement guérie et depuis lors, elle a poursuivi sa vie. Imaginez un instant ce qui se serait passé si je l'avais laissée aller de lieux en lieux 'recueillir' des prières avec son corps enflé. Elle n'aurait certainement pas survécu à cela. Les faux prophètes avaient déjà commencé leur œuvre (même financièrement) en lui faisant croire que son mal était d'origine spirituel. Il me souvient également d'un jeune pasteur avec un avenir prometteur dont le fils passa de vie à trépas il y a quelques années des suites des maux similaires. Les parents refusèrent de l'emmener à l'hôpital pour traiter la blessure contractée après un accident, seulement parce que la doctrine de leur église n'admettait pas le recours aux soins médicaux. L'enfant mourut. C'est triste de savoir des milliers comme lui périssent chaque jour. Dites-moi, la bible rejette-t-elle l'usage des médicaments? Un problème spirituel doit etre traité par la prière et autres moyens spirituels, et s'il nécessite le recours à des soins médicaux, il ne faut pas hésiter à en faire usage.

Les maladies d'origine spirituelle sont traitées par de solutions spirituelles. Je me souviens d'une femme à qui nous prêchâmes l'évangile dans les débuts de notre ministère à Port Harcourt. Elle avait comme une plaie dans le sein. Au moment où je m'apprêtais à poser ma main sur sa tête pour prier, elle s'affaissa au sol sous l'onction et resta immobile pendant un long moment. Tout le monde y compris son mari, était très inquiet. Plus tard, elle se releva et, quelque chose difficile à imaginer se passa : quelque chose semblable à une graine tomba de son sein et cette blessure fut guérie. Oui, cette maladie particulière était d'origine démoniaque.Elle dut passer par une procédure couplée de

délivrance/guérison pour être totalement guérie. Des cas comme celui-ci, il en existe beaucoup.

Récemment, je reçus un appel téléphonique d'un ami vivant dans autre Etat me disant qu'il était malade. Il ressentait de terribles maux de tête persistants depuis des semaines malgré les traitements prescrits par les médecins. Le mal persistait. Il pleurait amèrement au moment où il me parlait. Avez-vous déjà entendu un homme pleurer au téléphone comme un bébé ? Pendant qu'il me parlait, je compris aussitôt qu'il subissait une attaque spirituelle; je menaçai les esprits qui en étaient à la base. Il fut guéri instantanément. Il est clair que même si cet homme prenait tous les médicaments du monde, la maladie aurait persisté.

La maladie est un outil puissant d'oppression entre les mains du Diable. Les puissances démoniaques affectent toujours leurs victimes de maladies et autres pathologies; de tels cas doivent toujours être traités par des moyens spirituels. En outre, avez-vous entendu parler de personnes qui ont attrapé une maladie ou qui ont rendu l'âme au réveil après avoir essuyé des attaques dans leurs songes pendant leur sommeil? Certainement oui.

Je connais une femme qui fut attaqué en rêve et qui peu de temps après le réveil, commença à d'un cancer de sein. Malheureusement, elle ne tint pas le coup. Il y a également le cas de ce jeune homme prospère qui traversait une situation similaire. Son oncle était sous une malédiction satanique proférée contre lui par son oncle. Sa jambe était frappée par un cancer. Il reçut des soins dans des hôpitaux du pays et de l'étranger. Il fut même amputé de la jambe affectée. Tout fut mis en œuvre pour lui sauver la vie mais malheureusement il

ne tint pas le coup. Je connaissais cet homme personnellement. Les histoires de ce genre sont légions de nos jours.

C'est la raison pour laquelle l'on doit faire preuve d'une prudence extrême aujourd'hui. Il faut prier beaucoup et s'attacher à Dieu. Il ne faut pas volontairement créer des problèmes aux autres. Ceci est très important à savoir pour éviter les flèches de l'ennemi. Ce n'est pas une illusion, c'est vraiment réel. D'autres livres sur le même sujet sont disponibles à savoir, *Briser les Malédictions Générationnelles: Revendiquer Sa Liberté* etla *Puissance de la Prière de Minuit*. Ces livres sont disponibles chez tous nos revendeurs principaux.Vous y découvrirez également d'autres indicateurs d'attaques spirituelles dans vos rêves. Ceci est très important à savoir!

Désobéissance à la Parole de Dieu

La désobéissance à la Parole de Dieu est également susceptible de conduire à des maladies ou autres infirmités. Le refus de mettre en pratique la Parole de Dieu, la pratique de l'idolâtrie ou de l'occultisme amènent Dieu à frapper le coupable de maladie et de fléaux. Souvenez-vous qu'Il affirma que c'est Lui qui envoya contre les Egyptiens tous ces fléaux. Si vous vivez comme un Egyptien (une vie de débauche, de péché), alors vous recevrez la récompense que cela mérite – maladies, infirmités, échecs, peur, mort, manque, destruction, défaites, fausses couches, etc. Allons maintenant dans Deutéronome 28: 15-16, 21-22, 27-28:

"Mais si tu n'obéis point à la voix de l'Éternel, ton Dieu, si tu n'observes pas et ne mets pas en pratique tous ses commandements et toutes ses lois que je te prescris aujourd'hui, voici toutes les malédictions qui viendront sur toi et qui seront ton partage:Tu seras maudit dans la ville, et tu seras maudit dans les champs''

''L'Éternel attachera à toi la peste, jusqu'à ce qu'elle te consume dans le pays dont tu vas entrer en possession.

L'Éternel te frappera de consomption, de fièvre, d'inflammation, de chaleur brûlante, de dessèchement, de jaunisse et de gangrène, qui te poursuivront jusqu'à ce que tu périsses''.

Jésus! Que le Seigneur nous aide! Ce passage biblique est clair à ce sujet. Lorsque l'on rejette Dieu, ce sont les conséquences qui s'ensuivent. Il frappera certainement les contrevenants de toutes sortes de maladies, même de folie. Il assure que les contrevenants tâtonneront en plein jour comme s'ils étaient en pleine nuit.Je suis saisi de la crainte de ce Dieu. Ces types de malédictions sont observables à d'autres endroits principalement lorsque Dieu met en garde contre l'adoration d'autres dieux.Ainsi donc, plusieurs personnes sont malades aujourd'hui parce qu'elles ont rejeté les ordonnances de Dieu. La guérison de ce genre de maladies passe essentiellement par la repentance et la prière pour obtenir le pardon de Dieu. La maladie dont tu souffres aujourd'hui est-elle causée par ta désobéissance à la Parole de Dieu ?

Regardez ceci: Lorsqu'Abimelec, roi de Guérar, prit Sarah, la femme d'Abraham, Dieu frappa aussitôt toute la maison du roi de stérilité, mit en garde le roi en songe et le menaça de mort imminente. Ce n'est qu'après qu'Abimelec eut reconnu son péché, eut demandé pardon et qu'Abraham eut intercédé pour lui que les malédictions furent levées. Malédictions venant de Dieu Lui-même! Cela se trouve en Genèse chapitre 20. Plus haut, dans la partie sous-titrée – Spirituelle, ceci fut évoqué. Certaines des infirmités, maladies (en majorité incurables), difficultés que nous traversons, sont le résultat de notre désobéissance ou obéissance partielle aux instructions de Dieu. Je vous recommande également mon livre intitulé:*Briser les Malédictions Générationnelles : Revendiquer Sa Liberté.* http://www.amazon.com/Breaking-Generational-Curses-Claiming-Freedom-ebook/dp/B003ICXKFY/ref=la_B008MMMR5O_1_3?s=books &ie=UTF8&qid=1415731518&sr=1-3

Le péché contre Dieu ou les hommes ne reste pas sans conséquence. La situation que tu traverses en ce moment est-elle le résultat de ce que vous avez fait dans le passé contre Dieu ou l'homme ? Vous êtes mieux placé pour le savoir. Si oui, commencez par reconnaitre votre tort, puis par demander pardon. C'est seulement après cela que Dieu vous pardonnera et vous guérira. C'est Sa Parole! Maintenant, placez, votre main sur la partie de votre corps qui vous fait mal pendant que je prie pour vous. Père, aie pitié de ton enfant. Pardonne-lui ses péchés et envoie Ton onction pour le guérir dans le nom puissant de Jésus!

Origine Environnementale

Nous devons garder notre environnement propre si nous voulons rester en bonne santé. L'on ne peut pas avoir un cadre de vie sale et pollué et s'attendre à être à l'abri de maladies ou autres pathologies. Dieu mit en garde les Israélites contre la vie dans un cadre sale et pollué. A un moment donné, pendant qu'ils étaient encore dans le désert, Dieu leur enseigna comment se débarrasser de leurs déchets! L'auriez-vous imaginé? Dieu aime la propreté.En vérité, c'est Lui qui guérit toutes nos maladies et Il veut que nous soyons propres. L'on ne peut qu'attraper des maladies lorsque l'on vit dans un cadre pollué.

Origine Psychologique

La maladie est dite psychologique lorsqu'elle touche à l'état émotionnel ou mental de l'individu. Plusieurs peuvent conduire à cet état, notamment la dépression, les stupéfiants, les lésions cervicales et mêmes nos pensées dont les pensées impures, la peur et l'anxiété ne font qu'un seul bloc. Si c'est une dépression, l'encouragement et l'assurance que donne la foi en la Parole de Dieu sont nécessaires. Si ce sont des stupéfiants, vous avez besoin de vous repentir, de prier beaucoup et de vous en abstenir. Si ce sont des démons, vous devez les chasser et vivre une vie de sanctification. Pour les lésions cérébrales, vous avez besoin de prières et de l'assistance de spécialistes médicaux dans ce domaine. Suivre des soins médicaux n'est pas un manque de foi. Aucunement. Pour trouver la Parole de Dieu appropriée pour ce type de situation, vous aurez besoin de recourir au service d'un homme de Dieu oint, reconnu et ayant une bonne connaissance des Evangiles.

Origine Physique

La vieillesse, la faiblesse ou les abus du corps sont susceptibles de provoquer des maladies. La vieillesse s'accompagne de l'affaiblissement des organes du corps. Mais Dieu a promis de nous renouveler comme des aiglons. En outre, le manque de repos ou l'utilisation abusive du corps peuvent également conduire à l'épuisement et la défaillance du système organique. Par ailleurs, le défaut d'entretien corporel peut attirer des microbes, des maladies et autres infections susceptibles d'affecter la santé. Il y a aussi bien sûr, le péché. Le péché et les habitudes vicieuses sont à la base de tant de maladies aujourd'hui. L'immoralité sexuelle, la cigarette, l'ivrognerie, la gloutonnerie etc., se sont révélées être de près ou de loin à la base de pires infections connues à nos jours, notamment le VIH Sida, les MST, les cancers, le diabète, l'obésité etc. La désobéissance à la Parole de Dieu demeure la principale cause de maladies et d'infections chez l'homme. Ainsi donc, la santé divine repose sur l'obéissance et la mise en pratique de la Parole de Dieu, l'entretien d'un cadre de vie et d'un corps sains, l'entretien de pensées saines et un régime alimentaire approprié.

Maintenant, quelle que soit l'origine de la maladie dont vous souffrez, notre Dieu est veut et est capable de vous guérir!

Alors je voudrais le redire avant de poursuivre. Il n'a aucun mal à recourir au même moment aux soins médicaux et à l'assistance spirituelle. J'encourage le recours combiné aux deux méthodes. Peu importe ce que vous pensez, c'est Dieu qui guérit les maladies.Permettez-moi de reprendre les propos d'un célèbre médecin du nom de Dr. Clair B. King:

"Nous ne devrions pas être surpris d'entendre des médecins parler de leurs expériences personnelles avec leurs patients, comment ils ont été témoins de leur guérison divine par la prière. Après tout, Dieu est celui qui opère la guérison – le chirurgien peut réaliser l'opération mais il doit attendre qu'une puissance supérieure opère la guérison. Le médecin peut prescrire une ordonnance mais c'est Dieu qui accomplit la guérison.

J'ai appris à la faculté de médicine que c'est les soins médicaux qui apportent la guérison mais ce sont les médecins qui administrent les médicaments. Je pensais que, parce que l'homme est fait de matières, alors il fallait des moyens et soins physiques pour le traiter. Aujourd'hui, pour la première fois je comprends que l'homme est fait à la fois de matière (chair) et d'esprit; et Dieu, le Guérisseur par Excellence, bouleverse parfois Ses lois naturelles en les remplaçant par les lois surnaturelles d'amour et de grâce pour opérer des guérisons miraculeuses …

Récemment, pendant que je me trouvais en Inde en tant que missionnaire Stagiaire en médecine, j'ai appris à prier à haute voix avant chaque intervention chirurgicale. Tous les autres missionnaires le faisaient. De retour après le stage, je me suis dit que si je l'ai fait sur le terrain missionnaire alors je pouvais aussi le faire à la maison. Mettant de côté mon orgueil professionnel, J'ai commencé à prier à haute voix dans la salle d'opération avant chaque intervention. Je ne l'ai jamais regretté.

Cela a changé totalement l'ambiance dans la salle d'opération. Tous autant que nous sommes, patients, infirmières, aides-soignantes –avons été transformés par les prières que nous adressions à Dieu avant chaque anesthésie. C'est exaltant de savoir que le Grand Médecin se tient à mes côtés. Sa présence allège le poids de la responsabilité qui repose sur mes épaules.

Un changement radical s'est produit non seulement dans la salle d'opération mais aussi dans le processus de guérison des patients, particulièrement chez les patients présentant des problèmes spirituels et émotionnelles qui recevaient rapidement et totalement la guérison."

Formidable! Ces paroles profondes sont celles d'un homme doté de plusieurs années d'expérience dans le domaine de l'ophtalmologie, membre de l'Association Américaine d'Ophthalmologie et ancien président de la Stark County Medical Society. Il est titulaire d'un M.S. et d'un M.D. Il devait donc savoir donc de quoi il parle. Ceci doit être lu par d'autres médecins. Les chrétiens doivent également apprendre beaucoup de ces choses. <u>C'EST DIEU SEUL QUI GUÉRIT!</u>Les médecins peuvent prescrire des ordonnances ou prodiguer des soins, mais si Dieu ne vous guérit pas vous ne vous remettrez jamais de votre maladie. C'est la vérité!

Maintenant aux extrémistes ou dogmatiques paroissiaux (ceux qui rejettent catégoriquement les soins médicaux sous prétexte

de ne s'attendre qu'à la guérison divine ou pour d'autres raisons)
il adresse les paroles suivantes. Ecoutez le:

**"La guérison divine se substitue pas aux soins médicaux ou
à la chirurgie, mais vient en complément à la médecine
scientifique. Les médecins ne sont que des instruments entre
les mains de Dieu. Et le fait que Dieu parfois choisit de
guérir sans le concours de Son instrument doit plutôt être un
sujet de joie et non de confusion."**

J'espère que vous comprenez cela.Nous avons vu des gens
mourir parce que qu'ils ont rejeté les soins médicaux sous
prétexte de s'attendre à la guérison divine. Je déconseille cela.
C'est Dieu qui donne aux médecins et scientifiques la sagesse de
traiter les malades et de prescrire les ordonnances, mais au bout
du processus c'est Lui l'auteur de la guérison. Cher lecteur,
savez-vous que l'on peut recevoir tous les soins du monde et
pourtant mourir d'un simple mal de tête si Dieu refuse
d'accorder la guérison. Aussi, n'avez-vous jamais vu des
personnes recevoir des soins appropriés, guérir totalement de
leur maladie avant de rechuter puis mourir quelques temps
après? C'est Dieu qui guérit!

Alors, voyons le cas du roi Hézékias qui pria Dieu qui promit de
le guérir de sa maladie et lui ajouta des années supplémentaires;
le prophète Esaie demanda aux serviteurs du roi d'appliquer une
pomade sur les furoncles de ce dernier. Alors! Peut-on le lire
ensemble?

"Retourne, et dis à Ézéchias, chef de mon peuple: Ainsi parle l'Éternel, le Dieu de David, ton père: J'ai entendu ta prière, j'ai vu tes larmes. Voici, je te guérirai…Ésaïe dit: <u>Prenez une masse de figues. On la prit, et on l'appliqua sur l'ulcère. Et Ézéchias guérit.</u>

En vérité, Dieu promit la guérison au roi mais par le truchement du prophète, demanda qu'il soit appliqué sur son ulcère une pommade. J'aimerais à ce niveau vous poser une question à laquelle je vous prie de répondre. Que se serait-il passé si le roi avait refusé d'appliquer la pommade selon la recommandation du prophète Esaïe?

Dieu peut se servir de toute chose ou de quiconque pour réaliser Ses desseins. Nous parlerons beaucoup de grand roi divin dans notre section sur la prière. Pouvons-nous advancer? Cette étude vous fait-elle du bien??

Instruments de Guérison Divine

CHAPITRE QUATRE

Instruments de Guérison Divine

"Quelqu'un parmi vous est-il malade? Qu'il appelle les anciens de l'Église, et que les anciens prient pour lui, en l'oignant d'huile au nom du Seigneur;la prière de la foi sauvera le malade, et le Seigneur le relèvera; et s'il a commis des péchés, il lui sera pardonné."

Jacques 5:14-15

Dans ce chapitre, nous découvrirons la place de la prière, de la foi, du nom de Jésus, du Saint-Esprit, de l'amour, de l'onction, de l'imposition des mains, de la Parole de Dieu et des anges dans la guérison.

Prière

La prière est la clé d'accès à la guérison divine. Prier, c'est parler à Dieu. C'est demander à Dieu d'intervenir dans une situation donnée. C'est rechercher l'intervention divine. Ainsi, lorsque l'on tombe malade, ou fait face à une situation qui nous dépasse, il est normal de faire appel à une autorité supérieure (Dieu) pour nous aider. Prier, c'est invoquer Dieu. Dieu Lui-même nous encourage à L'invoquer en temps de détresse (maladie, troubles, problèmes, difficultés) et Il répondra. C'est une assurance divine.

Selon la Parole de Dieu, celui qui cherche, trouvera certainement et ce peu importe ce qu'il demande (par la prière);en croyant de tout notre coeur,nous recevrons ce que nous cherchons. C'est cela! Peut-être n'avez_vous pas encore suffisamment prié le Seigneur pour cette maladie qui vous ronge en ce moment. Ou alors, n'avez-vous pas prié la foi nécessaire pour amener Dieu à vous répondre. Tout ce dont Jésus a parlé est possible pourvu que nous ayons la foi. Vous recevrez votre guérison dès aujourd'hui si vous vous appuyez sur la Parole de Dieu avec foi et Lui demandez d'ôter de votre corps la maladie qui s'y trouve.

Revenons au passage susmentionné tire du livre de Jacque selon lequel tout malade doit faire appel aux anciens de l'église afin que ceux-ci prient pour sa guérison. Cette instruction est respectée à travers les Ecritures. Nous avons vu des prophètes prier pour des maladies dans l'Ancien Testament. Nous avons également vu notre Maitre Jésus Christ prier pour les maladies, et les apôtres continuer sur ses traces par la suite.

Aujourd'hui, ce ne sont pas seulement les anciens qui peuvent prier pour les maladies; les pasteurs, les individus ou groupes peuvent également le faire. Aussi longtemps que vous êtes né de nouveau, vous avez le droit de prier pour les autres et meme pour vous-meme. C'est exactement ce que Jésus disait aux apôtres (l'Eglise) dans le chapitre seize du livre de Marc, à partir du verset dix-sept:

"Voici les miracles qui accompagneront ceux qui auront cru: en mon nom, ils chasseront les démons; ils parleront de nouvelles langues;ils saisiront des serpents; s'ils boivent quelque breuvage mortel, il ne leur feront point de mal; ils imposeront les mains aux malades, et les malades, seront guéris."

Marc 16:17-18

Formidable! C'est ce que j'appelle le plein pouvoir des croyants. Vous devez expérimenter toutes ces choses dans votre vie si vous croyez vraiment dans l'Evangile de Jésus Christ. Vous devez manifester votre autorité sur Satan et ses démons. Vous devez parler en de nouvelles langues. Vous devez être capable de neutraliser les attaques et le pouvoir de l'ennemi. Vous devez être capable de guérir les maladies (y compris vous-même). Jésus dit que ce pouvoir est inscrit dans l'**ADN** de toute personne qui croit en Lui. Vous recevez automatiquement cette capacité dans vos genes spirituels dès l'instant où vous donnez votre vie au Christ.

C'est exactement ce qu'Il dit ici: "**Voici les miracles qui accompagneront ceux qui auront cru.**" Je ne voudrais pas m'appésantir sur un sujet que je développe déjà dans un autre livre; revenons à notre sujet, la guérison. Jésus dit cela parce que dès l'instant où nous Le recevons dans notre vie, nous recevons le pouvoir de guérir, nous y compris. Par la prière, nous pouvons provoquer la guérison. Ce n'est pas un droit réservé exclusivement aux prophètes comme c'était le cas dans l'Ancien Testament. La pouvoir de guérir est donné gracieusement, magnanimement et de manière extraordinaire à tous ceux qui acceptent Jésus comme leur SEIGNEUR et Sauveur personnel.

Mais pourquoi certaines personnes ne sont pas guéries ou n'arrivent pas à guérir les autres comme il se faut?? A cause de l'ignorance, l'incrédulité, la timidité et/ou le péché!

La plupart des Chrétiens ne savent pas que ce pouvoir s'inscrit déjà en nous dès le moment où nous parvenons à la nouvelle naissance. Ils pensent à tort qu'il n'est réservé qu'aux pasteurs ou évangélistes ayant un don de guérison. En vérité, ce pouvoir est à la disposition de tout croyant. D'autres ne croient simplement pas qu'ils sont dignes de le recevoir ou qu'ils ont la foi nécessaire pour opérer la guérison de malades. Mais Jésus dit que nous n'avons pas besoin d'avoir une grande foi, une foi aussi petite qu'un grain de sénévé suffit. Le péché représente un autre obstacle qui nous empêche d'exercer pleinement le pouvoir et les dons de guérison. Nous pourrions d'avantage épiloguer sur certaines de ces choses, mais retournons au fil de notre développement..

Lorsque nous prions pour les malades, ils sont guéris. Par nos prières, les maladies, infirmités et faiblesses dans notre corps disparaissent. Pendant la lecture, placez votre main sur la partie de votre corps malade et demandez au Seigneur de vous guérir dans le nom de Jésus. Recevez votre guérison dans le nom puissant de Jésus! Par ailleurs, commencez à prier pour les malades à partir d'aujourd'hui. Vous en avez le pouvoir, vous en avez l'autorité, c'est votre droit. Jésus exerça cette droit et Il vous ordonne d'en faire de même. Individuellement ou en groupe, vous devez prier pour la guérison des malades.

Découvrons maintenant quelques exemples de prières individuelles ou collectives qui apportèrent la guérison.

Le paralytique à la Porte appelée La Belle

Cet homme était boiteux de naissance et était chaque jour porté à la porte du temple pour demander l'aumône. Bien qu'il passât du temps à la porte appelée La Belle, sa vie était douloureuse et en lambeaux. Alors, ce jour là lorsqu'il vit Pierre et Jean enytrer dans le temple à l'heure de la prière, il leur demanda de l'argent (Je veux croire que les gens qui l'amenaient chaque jour tiraient également un profit onéreux des aumônes qu'il recevait; il prenaient donc soin de l'amener assidûment et quotidiennement à cet endroit. Lisons ensemble:

"Pierre, de même que Jean, fixa les yeux sur lui, et dit: Regarde-nous.Et il les regardait attentivement, s'attendant à recevoir d'eux quelque chose.Alors Pierre lui dit: Je n'ai ni argent, ni or; mais ce que j'ai, je te le donne: au nom de Jésus Christ de Nazareth, lève-toi et marche!'

Et le prenant par la main droite, il le fit lever. Au même instant, ses pieds et ses chevilles devinrent fermes;d'un saut il fut debout, et il se mit à marcher. Il entra avec eux dans le temple, marchant, sautant, et louant Dieu."

Actes 3:4-8

L'homme demanda à Pierre et Jean de lui donner de l'argent mais ils n'en avaient pas.Toutefois ce qu'ils avaient, ils le lui donnèrent– ils prièrent pour lui au nom de Jésus et il fut totalement guéri. Le joug de la douleur et de la honte que l'homme trainait depuis sa naissance fut brisé par le moyen de cette simple mais très puissante prière. Oui cher lecteur, sachez que même si vous n'avez pas d'argent en ce moment, vous etes en possession de ce que Pierre et Jean avaient – le nom de Jésus et le droit de prier pour les malades. La prière guérit toute maladie! Mettez-vous dès maintenant à prier. L'onction de la guérison réside déjà en vous!

Il n'existe pas de condition que la prière ne peut changer. Il n'existe pas de maladie que la prière ne peut guérir. Voyons dans 2 Rois 20:1-7, le cas du Roi Hézékias dont la maladie était en phase terminale.

Ézéchias tourna son visage contre le mur, et fit cette prière à l'Éternel:O Éternel! Souviens-toi que j'ai marché devant ta face avec fidélité et intégrité de coeur, et que j'ai fait ce qui est bien à tes yeux! Et Ézéchias répandit d'abondantes larmes.

Ésaïe, qui était sorti, n'était pas encore dans la cour du milieu, lorsque la parole de l'Éternel lui fut adressée en ces termes:

"En ce temps-là, Ézéchias fut malade à la mort. Le prophète Ésaïe, fils d'Amots, vint auprès de lui, et lui dit: Ainsi parle l'Éternel: Donne tes ordres à ta maison, car tu vas mourir, et tu ne vivras plus."

<u>Ézéchias tourna son visage contre le mur, et fit cette prière à l'Éternel:</u> 'O Éternel! souviens-toi que j'ai marché devant ta face avec fidélité et intégrité de cœur, et que j'ai fait ce qui est bien à tes yeux!' Et Ézéchias répandit d'abondantes larmes.

Retourne, et dis à Ézéchias, chef de mon peuple: Ainsi parle l'Éternel, le Dieu de David, ton père: J'ai entendu ta prière, j'ai vu tes larmes. Voici, je te guérirai… Et Ézéchias guérit"

Mon Dieu exauce effectivement nos prières!

Prière Collective et Guérison

Les apôtres non seulement priaient individuellement pour la guérison mais aussi démontraient une grande puissance de guérison et opéraient beaucoup de miracles dans les rencontres de prière collective, animés par l'amour pour les autres. En vérité, c'est par la foi qu'ils manifestaient dans ces moments de prière collective qu'ils opéraient tant de guérison, de délivrance et qu'ils expérimentaient la presence de Dieu en leur sein. Leurs prières transformèrent les rues de Jérusalem en de gigantesques camps de prière. Dieu en fera d'avantage si nous prions ensemble de manière collective. Lisez ceci:

"Beaucoup de miracles et de prodiges se faisaient au milieu du peuple par les mains des apôtres. <u>Ils se tenaient tous ensemble au portique de Salomon...</u>

Le nombre de ceux qui croyaient au Seigneur, hommes et femmes, s'augmentait de plus en plus;en sorte qu'on apportait les malades dans les rues et qu'on les plaçait sur des lits et des couchettes, afin que, lorsque Pierre passerait, son ombre au moins couvrît quelqu'un d'eux.La multitude accourait aussi des villes voisines à Jérusalem, amenant des malades et des gens tourmentés par des esprits impurs; <u>et tous étaient guéris.</u>"

Actes 5:12-16

Tout d'abord, ils se rencontraient pour prier et communier régulièrement dans l'unité, avec amour, sincérité et dévotion. Et que se passait-il? Dieu les baptisait dans le Saint Esprit. Ils persévéraient dans la prière et Dieu ajoutait un si grand nombre de croyants à l'église. A mesure qu'ils continuaient dans cette lancée, Dieu déversa sur eux une si grande onction de guérison que memes leur ombres, mouchoirs, présence guérissaient totalement et radicalement toutes sortes de maladies. Selon la bible, "tous étaient guéris." Mon Dieu! Cest ce dont l'église a besoin aujourd'hui – l'onction collective de guérison! Seuls nous guérirons par nos prières peu de malades mais ensembles nous les guérirons tous. Ceci a toujours été un principe biblique et divin.

J'apprécie la manière dont les évèques de l'Eglise Episcopale de la Communauté d'Australie dressent leur rapport des miracles de guérisons opérés dans les cathédrales de cette église dans les différentes villes. Dans ce rapport, il est écrit, "La foi [prière] recommandée n'est pas qu'individuelle, elle est aussi collective: c'est la foi [prière] de la famille, du ministère et de l'église toute entière.Le corps dans son ensemble et non chaque membre individuellement, doit coopérer avec Christ le chef, si nous voulons parvenir à la guérision de tous les membres. "

Il n' y a pas plus vrai que cela ! Unis dans la foi avec une onction collective prions pour la guérison de tous!Un plus grand nombre parviendront à la guérison si nous nous unissons dans la prière. Prions d'avantage et nous verrons d'avantage de guérison.

La Foi

CHAPITRE CINQ

La Foi

La **F**oi consiste à croire simplement en la capacité de Dieuà intervenir dans une situation donnée. Elle se fonde entièrement sur la conviction que Dieu a les moyens de mettre Sa parole en pratique.La foi s'appuie solidement sur Sa parole du début à la fin. Elle s'associe à la prière et à la Parole de Dieu pour produire et atteindre les résultats désirés. C'est à dessein que je l'associe à la prière; les deux marchent ensemble. Elles ne peuvent pas être considérées séparément. Absolument pas. Une prière dépourvue de foi ne peut être efficace et il est impossible d'être un homme ou une femme de prière sans avoir la foi.

C'est parce que vous croyez fermement que Dieu existe, qu'il est tout-puissant et plein de compassion que vous vous adressez à Lui dans la prière. Alors, ceci est très important dans le sujet que nous traitons ici. Nous ne devons pas que prier, nous devons prier avec foi. Selon la Bible, quiconque vient à Dieu doit d'abord croire en Lui et en Sa Parole. Mais peut-on prier sans avoir la foi? Bien sûr !Les gens apprennent à faire toutes sortes de prière –pour avoir du succès, la protection, une longue vie, la guérison, etc. Ils en apprennent les paroles et les récitent quand besoin se présente. Une analyse en profondeur permet de découvrir que la plupart ne comprennent vraiment ni ce qu'ils disent ni celui avec qui ils sont censés communiqués. Ils parlent seulement du bout des lèvres sans croire ce qu'ils disent. Ils n'ont fait aucune expérience personnelle avec Dieu et n'entretiennent aucune intimité avec Lui. En outre, ils n'ont aucune connaissance de Ses instructions contenues dans Sa Parole écrite et révélée. Ce type de prière qui n'est pas fondé sur la foi ne peut avoir des effets.

Mais regardez les prières faites par Jésus, les apôtres et même les prophètes. Elles portaient l'empreinte d'une foi totale et produisent des résultats concrets parce qu'ils connaissaient et avaient une très bonne relation avec Celui qu'ils priaient. Ils ne ressassaient pas les "prières non exaucées". En réalité, Jésus ne fit pas une seule prière qui ne fut exaucée. C'est la raison pour laquelle Il dit que Lui-aussi comme Son père travaille jusqu'à présent. Parce qu'Ils travaillèrent en parfait harmonie, le résultat était toujours garanti.

Il est important d'avoir la foi si nous voulons que Dieu exauce nos prières de guérison. Ne vous focalisez pas sur le malade, mais plutôt sur Jésus Christ qui paya le prix pour notre guérison. J'apprécie la manière dont Smith Wigglesworth ce grand évangéliste oint d'une onction de guérison aborde le sujet.

"Vous ne pouvez jamais faire la 'prière de foi si vous vous focalisez sur la personne pour qui vous priez; les regards ne doivent être fixés que sur Jésus."

Smith Wigglesworth

Incrédulité

Pourquoi certaines personnes ne sont-elles pas guéries? A cause de leur incrédulité! Oui, cela est aussi simple que cela. Jésus dit que si vous croyez toute chose vous sera possible, y compris comme je l'ai dit, la guérison. Alors pourquoi selon vous Jésus ne put pas opérer beaucoup de guérisons et de miracles dans Sa ville natale?Tout simplement, parce que les gens étaient endurcit et ne voulaient pas croire en Lui. Oui, Il était rempli du Saint Esprit et de Puissance. Oui, Il était un homme plein de foi. Oui, Il avait reçu l'onction divine pour guérir les malades. En dépit de tout ceci, il était nécessaire que le peuple crût en Lui pour recevoir de Lui quelque chose. Mais les gens de Sa propre ville refusèrent de faire cela. Pourquoi êtes vous toujours malade et alité(e)?Pourquoi n'etes-vous pas guéri(e)?? Croyez-vous vraiment du fond de votre coeur que Dieu peut et veut vous guérir?Le demontrez-vous par vos actes et paroles??? Quelles sont les paroles que vous l'habitude de prononcer? Découvrons ensemble le récit suivant:

"Jésus partit de là, et se rendit dans sa patrie. Ses disciples le suivirent.Quand le sabbat fut venu, il se mit à enseigner dans la synagogue. Beaucoup de gens qui l'entendirent

étaient étonnés et disaient: D'où lui viennent ces choses? Quelle est cette sagesse qui lui a été donnée, et comment de tels miracles se font-ils par ses mains?N'est-ce pas le charpentier, le fils de Marie, le frère de Jacques, de Joses, de Jude et de Simon? et ses sœurs ne sont-elles pas ici parmi nous? Et il était pour eux une occasion de chute.

Mais Jésus leur dit: Un prophète n'est méprisé que dans sa patrie, parmi ses parents, et dans sa maison.Il ne put faire là aucun miracle, si ce n'est qu'il imposa les mains à quelques malades et les guérit.Et il s'étonnait de leur incrédulité. ”

Marc 6:1-6

Vous vous en rendez compte. Jésusrevint à l'endroit où Il avait ressuscitéd'entre les morts une petite fille de douze ans et guéri une dame qui avait pendant douze ans souffert d'une perte de sang. Avec le même degré d'onction, il revint dans Sa ville natale et ne put pas opérer beaucoup de guérison et miracles. Quelle était le problème? Ses propres parents et les gens de la ville refusèrent de croire en Lui. Par conséquent, l'incrédulité s'est dressée comme un obstacle à la guérison même venant du Maitre. Wow! Ceci est à prendre au sérieux.

Ils refusèrent de croire en Jésus car ils le connaissaient comme charpentier et savait tout de Sa famille. Il savait quand Il était né car il avait à peine 30 ans. Il cherchèrent à découvrir l'origine de Sa sagesse, Son education, Son Inspiration et même de Sa théologie. Il s'interrogèrent au sujet de tout ce qui Le concernait et maintenant dites-moi, par qui le miracle allait être opéré?L'homme ne put qu'enseigner dans la synagogue et imposer la main à quelques malades qu'Il guérit. Ce même homme qui venait de ressusciter un mort et de guérir une maladie incurable? Notre incrédulité peut empêcher l'onction la plus puissante de se manifester. Elle peut vous empêcher de recevoir votre guérison et votre réussite. Votre vision ou perception des choses, votre pensée et connaissance, votre formation peuvent vous empêcher de recevoir la guérison. Vous devez le reconnaitre maintenant et commencer à rectifier le tir si vous tenez vraiment à la guérison. Vous devez mettre votre confiance en Jésus Christ, Sa parole et Sa capacité à vous guérir. Débarrassez-vous de l'incrédulité dès aujourd'hui et recevez votre guérison!

Exemples de Confiance Totale

La femme à la Perte de Sang

Vous connaissez l'histoire de cette femme qui tomba malade pendant longtemps. Elle avait une perte de sang depuis douze ans et avait dépensé tout son argent dans les soins sans obtenir la guérison. Lorsqu'elle entendit parler de Jésus, elle décida d'aller seulement toucher le bout de Ses vêtements. Elle croyait fortement qu'en le faisant elle serait guérie. Armée de cette grande foi et détermination, elle se fraya un chemin dans la foule compacte et parvint à toucher le vêtement de Jésus. Et selon la bible elle fut aussitôt guérie ! La perte de sang dont elle souffrait depuis douze ans s'arrêta. Par la foi!

Jésus sentit également une force le quitter et demanda qui parmi ceux qui étaient autour de Lui l'avait touché. Au milieu de cette foule immense où chacun se battait pour attirer l'attention sur lui ou au moins assister à ce qui se passait, cette multitude qui suivait Jésus curieux de savoir ce qu'Il allait faire avec la fille de Jaïrus qui était mourante. Jésus ressentit la puissance de l'onde de foi dégagée par cette femme. La foi est la force la plus dynamique que l'on trouve sur la terre. Elle s'accocie toujours au naturel (négatif) et au surnaturel (positif) pour produire des résultats et miracles divins. Jésus et la femme ressentir instantanément cette force spirituelle. Où est votre foi? Activer là maintenant pour dégager le courant nécessaire pour produire votre guérison instantanée. La foi vous place au-dessus du lot, loin de la foule, pour réaliser des miracles et guérisons. Lisez Marc 5:24-34, pour découvrir cette foi inhabituelle:

"Jésus s'en alla avec lui. Et une grande foule le suivait et le pressait.Or, il y avait une femme atteinte d'une perte de sang depuis douze ans.<u>Elle avait beaucoup souffert entre les mains de plusieurs médecins, elle avait dépensé tout ce qu'elle possédait, et elle n'avait éprouvé aucun soulagement, mais était allée plutôt en empirant.</u>Ayant entendu parler de Jésus, elle vint dans la foule par derrière, et toucha son vêtement.Car elle disait: Si je puis seulement toucher ses vêtements, je serai guérie!"

L'expression simple de la puissance de la foi!

<u>Le centenier</u>

Découvrons à present l'histoire de l'officier Romain dans Matthieu Chapitre Huit. Son serviteur était malade, paralysé et souffrait terriblement. Lorsque vint solliciter le secours de Jésus, Celui-ci promit de se rendre chez lui pour guérir son serviteur. Mais l'officier lui épargna cet effort; il dit au Seigneur qu'il ne méritait pas qu'Il se rendît chez lui, mais qu'Il pouvait seulement dire un mot pour que son serviteur fût guéri. Et ce centenier ne s'arrêta pas là. Il fit à Jésus un exposé sur la dynamique et les niveaux d'autorité, juste pour d'avantage montrer qu'il croyait fermément que la parole de Jésus était capable de guérir son serviteur mourant. Jésusétait litéralement étonné. Il dit qu'Il n'avait pas encore une aussi grande foi dans tout le pays d'Israël. Lisons ensemble le récit de cette merveilleuse rencontre:

"Comme Jésus entrait dans Capernaüm, un centenier l'aborda,le priant et disant: Seigneur, mon serviteur est couché à la maison, atteint de paralysie et souffrant beaucoup. Jésus lui dit: J'irai, et je le guérirai.Le centenier répondit: Seigneur, je ne suis pas digne que tu entres sous mon toit; mais dis seulement un mot, et mon serviteur sera guéri...

Après l'avoir entendu, Jésus fut dans l'étonnement, et il dit à ceux qui le suivaient: Je vous le dis en vérité, même en Israël je n'ai pas trouvé une aussi grande foi...

<u>Puis Jésus dit au centenier: Va, qu'il te soit fait selon ta foi. Et à l'heure même le serviteur fut guéri."</u>

Matthieu 8:5-13

Ceci est la démonstration de l'efficacité de la foi.L'homme croyait absolument que la parole de Jésus quel que soit l'endroit où elle est libérée était capable de restaurer son serviteur; il n'avait aucun doute là-dessus(bien qu'il fut un non-Juif). Son serviteur fut instantanément guéri! Alors que la plupart des Juifs ne croyaient pas en Jésus, cet étranger, Romain, affichait au grand jour une foi et confiance jusque-là jamais rencontrée dans les Ecritures. Et le Seigneur n'avait pas d'autres choix que de l'honorer sans délai. La foi est simplement ce qui vous conduit à votre restauration. Si vous croyez "bêtement" en Sa capacité de vous guérir, vous serez guéri(e) dès aujourd'hui! Regardez ces paroles éternelles, de sagesse que Jésus adressa à nouveau à l'homme, "Qu'il te soit fait selon ta foi."

Les écritures regorgent de nombre de ce genre de foi absolue en Dieu, mais par manque de temps et d'espace nous ne pourront pas tous les évoquer. Cependant, je ne peux ne pas évoquer l'exemple de cette femme syro-phénicienne. Tous y compris le Maitre Lui-même essayèrent de la dissuader d'obtenir la guérison pour sa fille malade mais elle resta fermément campée sur sa position. Elle fut boudée et harcelée, son enfant fut même traité de 'chien', de païen mais en dépit de cela, elle resta ferme sur sa décision et obtint finalement la guérison de sa fille. Formidable! Je n'ai personnellement pas encore expérimenté ce type de foi. A ma connaissance, la seule personne qui manifesta un tel degré de foi qui amena Dieu à l'exaucer fut le roi David ou dans une certaine mesure Abraham lorsque qu'il interceda en faveur de Lot pour que ce dernier fût épargné de la destruction qui allait s'abattre sur Sodom et Gomorrhe. En connaissez-vous d'autres? Lisez ce qui suit:

"Jésus, étant parti de là, se retira dans le territoire de Tyr et de Sidon.Et voici, une femme cananéenne, qui venait de ces contrées, lui cria: Aie pitié de moi, Seigneur, Fils de David! Ma fille est cruellement tourmentée par le démon.

Il ne lui répondit pas un mot, et ses disciples s'approchèrent, et lui dirent avec insistance: Renvoie-la, car elle crie derrière nous. Il répondit: Je n'ai été envoyé qu'aux brebis perdues de la maison d'Israël.

<u>Mais elle vint se prosterner devant lui, disant: Seigneur, secours-moi!</u>

Il répondit: Il n'est pas bien de prendre le pain des enfants, et de le jeter aux petits chiens.Oui, Seigneur, dit-elle, <u>mais les petits chiens mangent les miettes qui tombent de la table de leurs maîtres.</u>

Alors Jésus lui dit: Femme, ta foi est grande; qu'il te soit fait comme tu veux. Et, à l'heure même, sa fille fut guérie."

Matthieu 15:21-28

Wow! Quelle rude confrontation avec Jésus! Même Jésus reconnut en elle cette foi particulièrement grande. La guérison instantanée est produite par une grande foi. Qu'est-ce-que avoir une grande foi? C'est simplement avoir une pleine assurance que Dieu est capable d'exaucer nos prières. Que vous inspire la lecture de cette histoire? J'ai personnellement demandé au

Seigneur de forger en moi une foi patiente comme celle de cette femme qui était vraiment particulière. Imaginez un païen manifester une foi pareille dans le Dieu d'Israël. C'était une chose inhabituelle. Mais Dieu honore la foi partout où elle se trouve, qu'elle soit exprimée par un Juif ou un Païen.Le mot de passe, c'est la FOI!

Passons sur ce sujet et progressons. Si non, nous pourrions épiloguer longtemps sur le sujet. Abordons à présent le sujet sur le merveilleux et puissant nom de Jésus.

Le Nom de Jésus

CHAPITRE SIX

Le Nom de Jésus

Nous recevons notre guérison en même temps que les autres pour qui nous prions dans le nom de Jésus Christ. Oui, le pouvoir de guérir et d'opérer des miracles se trouve dans le nom de Jésus. Jésus Lui-même nous dit après Sa résurrection que tout pouvoir lui a été donné sur toute chose, y compris les maladies et les infirmités. Aucune maladie ne peut resister à Son nom. Lisez ceci:

"...<u>Tout pouvoir</u> m'a été donné dans le ciel et sur la terre."

Matthieu 28:18

Avez-vous entendu cela? Il a reçu un pouvoir complet, entier, total, absolu, illimité sur toute chose dans l'univers! C'est une très bonne nouvelle pour nous. Avec ceci, dites-moi qui peut contester avec le nom de Jésus??

Je voudrais à présent indiquer Jésus ne s'est pas levé pour se mettre du jour au lendemain à revendiquer ce pouvoir universel. Il en paya le prix en s'offrant Lui-même pour être torturé, battu, blessé, craché dessus, tourné en derision et enterré pour racheté les hommes du péché, de la maladie et de la mort. Après avoir payé un si grand prix, Dieu L'éleva au-dessus de tout nom et de toute autorité. Aujourd'hui, la Parole de Dieu, dit qu'à la mention du nom de Jésus tout génou, toute autorité ou maladie, tout complot ou toute méchanceté fléchira. Et ceci est la vérité et observé dans la pratique. Invoquez seulement dans le nom de Jésus et vous verrez les puissances de l'enfer, les demons, Satan, la maladie fléchir les génoux devant Son nom. Je peux personnellement en témoigner. Je rencontré pendant mon ministère nombre de puissances démoniaques, de principautés et je les ai tous vus se prosterner à l'invocation de Son nom. J'ai vu toutes sortes de maladies, d'infirmités et de situations fléchir devant le nom de Jésus.

J'ai récemment parlé d'une attaque spirituelle dont j'ai fait l'objet il y a quelques jours lorsque je préparais cet ouvrage. Je me suis senti subitement faible physiquement pendant environ une semaine sans savoir la source exacte du problème. Bien que n'étant pas malade, je me sentais comme quelqu'un qui sortait d'une grave maladie. Mais pendant cette période, ma capacité à prier avait quelque peu baissé et c'est en ce moment que j'étais la cible d'une attaque spirituelle d'envergure. Une nuit, je fus attaqué par le diable lui-même. Il était venu en fait pour me tuer. A ma grande surprise, je fus soudainement fortifié dans mon esprit et je le combattit de manière virulente avec le nom, le sang de Jésus etc. L'ennemi fut battu sur toute la ligne et se retira. Imaginez un instant ce qui se serait passer si je n'avais pas été fortifié en esprit. L'attaque avait été soigneusement plannifiée. Le plan consistait d'abord à m'affaiblir puis à me détruire. Mais gloire soit rendue au Seigneur dont la miséricorde, la grace et la protection durent à toujours ! En Son nom, nous avons toujours la victoire. Il existe des gens qui vivent de telles expériences mais qui malheureusement ne se réveillent plus pour raconter le témoignage. Son nom est une tour forte dans laquelle le juste court se réfugier et obtient protection – Amen!

Jésus dit à Ses apôtres et disciples qu'en Son nom ils feront certainement de grandes choses notamment des miracles et des merveilles. En Son nom ils guériront les malades, chasseront les demons, rendront libres les captifs et attireront tous les hommes vers le royaume de Dieu. Lorsqu'ils rencontrèrent le boiteux, ils invoquèrent le nom de Jésus et celui-ci fut effectivement guéri. L'homme se leva, et se mit à marcher, à sauter et à courir. Gloire soit rendue à Dieu! En Son nom, ils prièrent et guérirent des sourds et des muets. En Son nom, ils ressuscitèrent des morts. En Son nom, ils rendirent la vue à des aveugles etc. Nous ne pourront pas tout citer ici; découvrons seulement un cas de guérison oprérée en Son nom:

"Comme Pierre visitait tous les saints, il descendit aussi vers ceux qui demeuraient à Lydde.Il y trouva un homme nommé Énée, couché sur un lit depuis huit ans, et paralytique.Pierre lui dit: Énée, Jésus Christ te guérit; lève-toi, et arrange ton lit. Et aussitôt il se leva.Tous les habitants de Lydde et du Saron le virent, et ils se convertirent au Seigneur."

Actes 9:32-35

Gloire à Dieu! Votre guérison conduira nombre de personnes à Christ! Cet homme était dans une condition terrible depuis huit ans – il était paralysé et alité! Je sais ce que c'est que d'être paralysé et de rester coucher tout le temps. Pendant que nous grandissions dans les années 80, j'avais un ami jeune et plein d'énergie qui passa ses trois dernière années paralysé et alité. Que s'était-il passé? Il était allé se baigner dans une rivière dans notre village et nul ne sait jusqu'à present ce qui lui est arrivé dans cette eau car il en sortit il avait perdu l'usage de ses jambes. Nous le conduisîmes à l'hôpital. Puis sa famille l'amena chez des guérisseurs etphytothérapeutes ainsi que dans des églises spirituelles etc. Ils dépensèrent tout l'argent qu'ils avaient et s'endettèrent sérieusement, mais le mal persistait. Je me suis rendu plusieurs fois à son chevet et chaque fois, il pleurait et avait très mal. J'étais impuissant face à cette situation car je n'étais pas encore devenu un chrétien né de nouveau. Les larmes me viennent aux yeux pendant je raconte cela. Aussi incroyable que cela puisse paraitre, l'on ne sait jusqu'à ce qui lui était arrivé. Sa tête ou sa colonne vertébrale heurta-t-elle quelque chose dans cette rivière peu profonde au moment de la plongée?Ou alors, était-ce une attaque spirituelle vu que sa famille était en ce moment engagée dans une immense bataille spirituelle?? Nul ne peut le dire avec certitude.

Ainsi donc, je comprend la situation que cet homme paralysé et alité originaire de Lydd traversait, Mais gloire soit rendue à Dieu car Pierre rempli du Saint Esprit et armé du nom de Jésus entra en scène. Invoquant le nom de Jésus, il ordonna à l'homme de se tenir débout et de marcher. Aussitot, l'homme se leva! Gloire à Dieu!

Peut-être, la situation que vous traversez dure depuis des années. Etes-vous alité ou incapable de marcher ? Je vous demande, au nom de Jésus, de vous lever et de marcher! Soyez totalement dans le nom puissant de Jésus! Aujourd'huic'est-à-dire des milliers d'années après Sa montée au Ciel, nous voyons des guérisons, des miracles, des signes et prodiges se réaliser sous nos yeux dans ce même nom de Jésus. Vous également prendre part à cela. Il dit que, nous avons en Son nom, reçu le pouvoir de guérir toutes sortes de maladies ou d'infirmités. Prenez autorité sur ces maladies dans votre corps et commandez leur de partir au nom de Jésus.

Note: Lisez cet autre de mes puissants ouvrages intitulé *La Puissance de la Prière de Minuit* pour en savoir plus sur le Nom et le Sang de Jésus ainsi que sur la prière, disponible sur http://www.amazon.com/Power-Midnight-Prayer-Gabriel-Agbo/dp/1475273738/ref=sr_1_2?s=books&ie=UTF8&qid=141 5563302&sr=1-2&keywords=Power+of+Midnight+Prayer

L'Imposition des Mains, l'Onction d'Huile et la Compassion

CHAPITRE SEPT

L'Imposition des Mains, l'Onction d'Huile et la Compassion

Ici, nous verrons trois éléments très importants nécessaires pour recevoir et libérer la guérison.

L'Imposition des Mains

Nous devons toujours imposer les mains aux malades y compris à nous-mêmes et prier pour la guérison. L'imposition des mains est un signe de transfert de puissance et d'autorité. Lorsque vous imposez les mains à quelqu'un, vous lui transmettez le 'courant'. Vous deversez également en lui tout ce que vous avez en vous. Ceci explique pourquoi lorsque l'on bénit quelqu'un, l'on le saisit (par imposition ou toucher des mains) pour établir un point de contact. L'onction, la bénédiction, la guérison, la délivrance se transmettent comme du courant électrique. Cela ne veut toutefois pas dire qu'on ne peut pas les recevoir sans contact corporel. Elles peuvent se transmettre sans contact corporel.

Les Mains

Il y a quelque chose de spécial et de spirituel dans les mains. La bible mentionne la main de Dieu plusieurs dizaines de fois. La main de Dieu, Sa droite, protège, pourvoit, garde, délivre, guérit, couvre, bénit, prévient, frappe, crée, façonne, tue etc. Dieu a des mains (notamment une main droite) et Il s'en sert pour réaliser tant de choses. Elle est donc une réalité divine et spirituelle. La main est une représentation spirituelle d'autorité et de puissance. Les anges se servent de leurs mains pour accomplir diverses tâches, comme l'indique le Psaume 91:12, "Ils te porteront sur les **mains**, De peur que ton pied ne heurte contre une pierre."

Les serviteurs de Dieu se sont également servis de leurs mains pour réaliser certaines choses. Dieu demanda à Moise d'étendre les mains sur l'Egypte et sur la mer à une autre occasion pour apporter la délivrance à Israël. Parfois Il lui posait la question suivante, 'Qu'est-ce-que tu as dans la mains?" En fait, Moïse devait maintenir continuellement les mains levées pour que les Israélites triomphassent des Amalécites dans la bataille de Réphidim. Lorsque Moïse levait les mains, les Israélites avait le dessus mais lorsqu'il les baissait, ce sont les Amalécites qui reprenaient l'avantage sur les Israélites.

Les prophètes de l'Ancien Testament se sont aussi servis de leurs mains pour opérer des guérisons. C'est la raison pour laquelle Naaman rempli d'orgueil, s'attendait à ce que le prophète Elisé vienne à sa rencontre pour lui imposer les mains et le guérir de sa lèpre. Les mains renferment réellement quelque chose de surnaturel!

Jésus se servit de Ses mains pour opérer des miracles et des guérisons et au moment où Il transferrait la même autorité aux disciples, Il leur dit,

"...ils imposeront les mains aux malades, et les malades, seront guéris"

Marc 16:18

Pourquoi ne leur a-t-il pas demandé d'utiliser leurs yeux ou leur tete ou même de placer leur pied sur les malades? Il leur dit de faire usage de leurs mains. Les mains je le réitère, possède quelque chose de divin en elle. Nous devons commencer par imposer les mains aux malades pour qu'ils soient guéris. A nous-mêmes aussi, nous devons nous imposer les mains. Le pouvoir de la guérison se transmet par imposition des mains.

Témoignages Personnels

J'impose toujours les mains aux malades lorsque je prie pour eux et j'en vois les résultats. La puissance se dégage de nos mains lorsque nous les étendons pour faire l'oeuvre de Dieu dans le nom de Jésus. J'expérimente cela souvent dans la guérison, la délivrance. Parfois, pendant que la main est encore levée, le Seigneur nous précède pour visiter la personne. J'en ai fait souvent l'expérience. Ceci arrive pour juste nous rappeler que nous ne sommes pas l'auteur de la guérison ou de la délivrance mais Dieu.

Je me souviens de ce jour au début de mon ministère. Je revenais d'une croisade que nous avions organisée dans un

autre Etat. Lorsque je suis entré dans l'église pour prier, me reposer et méditer, une femme est venu vers moi et m'a demandé de prier pour elle. Elle avait l'air très malade et avait le corps couvert de boutons. Sans perdre de temps dans les conseils, je lui demandai de se tenir debout pour que je lui imposâsse les mains. Elle se leva en observant ce que j'allais faire; je levai les mains et me mis à prier au nom de Jésus. Avant que je ne la touchâsse avec mes mains, l'onction descendit sur elle, elle tomba et se mit à rouler à terre comme un serpent. Elle se roulait de l'arrière vers l'avant en écartant les chaises en plastiques sur son chemin.

Wow! Je n'avais encore jusque là rien vu de pareil. J'ai l'habitude de voir des gens tomber sous la puissance de l'onction, mais ce cas particulier était extraordinaire. Elle se roulait par terre et détruisait tout sur son passage comme un Python. Après le ministère, la dame fut guérie d'une maladie très complexe et délivrée de l'emprise de Satan. Elle souffrait d'une maladie incurable, elle s'était privée jusque là de nourriture et recevait régulièrement de très étranges visites de démons dans sa maison. Les démons descendaient sous la forme physique dans sa chambre. Par la grâce de Dieu, toutes ces choses sont maintenant réglées tout simplement par l'imposition des mains au nom de Jésus Christ. Elle fut guérie de sa maladie et recommença à nouveau à manger. De plus, les demons cessèrent de lui rendre visite!

Le SEIGNEUR nous demande d'imposer les mains aux malades pour qu'ils soient guéris. Alors, imposez-vous les mains à vous-mêmes, aux autres ainsi qu'aux membres de votre famille. Il y a de l'onction dans vos mains. Avant de poursuivre, écoutons maintenant l'évangéliste de renommée internationale, ayant le don de guérison, le Pasteur Benny Hinn sur ce sujet:

"Et voici, ce type qui m'attendait pour que je prie pour lui. J'avais une mauvaise appréhension; J'avais peur. Je priai intérieurement: 'Où es-tu Seigneur?'. 'Que dois-je faire? C'est Toi qui nous a demandé de faire ainsi.'

<u>Je dirigeai ma main vers le visage de l'homme et l'onction du Saint-Esprit descendit instantanément sur lui. Je pouvais sentir sa présence. L'homme s'agita violemment lorsque la puissance du Saint Esprit le remplissait. Il recouvrit la guérison.</u> '

Comme je l'ai indiqué dans le récit de ma première expérience de prédication de la Parole de Dieu et de la manière dont je fus intantanément guéri du bégaiement, Dieu n'est jamais ni en avance ni en retard dans Son action. <u>Tout se passe comme s'il choisit de garder le silence jusqu'à ce la main soit posée sur la tete de la personne</u> ou que l'on ouvre la bouche pour parler."

Benny Hinn(L'Onction, Page 50)

Avertissement

Ce serait faire preuve d'irresponsibilité si je n'évoque pas ce qui suit. Ce n'est n'importe qui que l'on autorise à nous imposer les mains surtout sur la tête. L'imposition par une main mauvaise, impie et satanique peut détruire totalement une vie. Gardez vous de laisser des personnes que vous ne connaissez pas poser leurs mains sur votre tête. Ne permettez pas à des personnes impies de vous imposer les mains.

Voyons à présent de plus près les conséquences qui découlent de l'imposition des mains par une personne impie. Celle-ci vous transferre tout ce qui se trouve en elle (péchés, faiblesses et mêmes les démons). C'est aussi simple que cela. Des gens qui ne commettaient pas auparavant l'impudicité ont commence à en commettre après qu'un prédicateur impudique ou faux prophète leur eût imposé les mains. La tête représente la porte d'entrée spirituelle la plus importante de notre vie et nous devons jalousement en prendre soin. S'il vous plait, assurez-vous de connaitre la personne à qui vous confier votre tête. Plusieurs ont connu la destruction à cause de cela.

Alors, avant d'imposer la main à quelqu'un, examinez-vous et assurez-vous que vous vivez une vie de sanctification. Imposer des mains malsaines à des personnes est un acte mauvais et criminel. Je réitérerai cette mise en garde pendant le développement du point suivant. Soyez prudents car les jours sont mauvais. L'ennemi a également déployé sur le terrain ses méchants serviteurs qui prétendent être des serviteurs de Dieu, copient et corrompent toutes les ordonnances du royaume de Dieu. En effet, les choses deviennent de plus en plus complexes et confuses mais par la prière et le discernement nous pourront distinguer le faux du vrai. Progressons dans notre étude.

L'Onction d'Huile

La Parole nous demande d'oindre les malades avec l'huile. Et l'huile la plus utilisée dans la bible est celle de l'olive. Elle possède des propriétés médicinales naturelles et un caractère spirituel symbolique. C'est de l'huile d'olive que le Bon Samaritain appliqua sur les blessures de l'homme qui avait été agressé sur le chemin. Et Psaume 104:15 décrit l'huile d'olive comme une lotion pour la peau. Dans le livre de Jacques 5:14, la bible dit ceci:

"Quelqu'un parmi vous est-il malade? Qu'il appelle les anciens de l'Église, et que les anciens prient pour lui, <u>en l'oignant d'huile</u> au nom du Seigneur;la prière de la foi sauvera le malade, et le Seigneur le relèvera."

Etudiez attentivement cette déclaration. Elle implique la nécessité de combiner plusieurs facteurs dans le but d'atteindre une même objectif. L'on doit seulement dans le nom de Jésus Christ oindre d'huile et prier avec foi pour les malades pour parvenir à un résultat unique: la guérison! Formidable!

Il est clair, toute onction ou application d'huile faite par une personne impie dans le nom de Jésus Christ et soutenue par la prière de foi selon les écritures est une perte de temps. Elle n'aboutira pas aux résultats escomptés. Il ne s'agit juste d'appliquer l'huile mais de qui l'applique, de comment et dans le nom de qui il le fait. Ces facteurs sont très importants. De nos jours, les gens abusent totalement de cette ordonnance divine. Certains font acheter l'huile aux gens, d'autres invoquent des puissances sur l'huile, et d'autres encore prétendent dans leurs prédications que Dieu ou le Saint Esprit se trouve à l'intérieur de l'huile. J'ai déjà travaillé dans un endroit où les gens font usage de l'huile à tout moment; notamment sur des personnes qui viennent pour une délivrance. C'est du faux, c'est un abus. Avez-vous déjà vu les apôtres ou les prophètes faire de l'application de l'huile une obligation absolue avant de prier pour des malades? Vous ne devez appliquer l'huile que sous la conduit du Saint-Esprit. Cependant le nom de Jésus et la prière de foi sont les plus importants.

Il est recommandé pour des raisons de sécurité de vous procurer l'huile d'olive par vous-même, et de demander à une personne sainte de prier sur l'huile en votre presence sans ouvrir la bouteille. Certains vont même plus loin en oignant les parties intimes de leurs innocentes victimes. La liste des histoires ne peut être épuisée tant elle est longue. D'ou tirent-ils de telles pratiques sataniques? Il n'est pas possible d'évoquer entièrement ici tous les abus sataniques de cette importante ordonnance; Il est seulement recommandé de faire preuve de sagesse, de prier, de veiller et d'avoir du discernement. Progressons dans notre étude.

Les Disciples de Jésus

"Ils partirent, et ils prêchèrent la repentance. Ils chassaient beaucoup de démons, et <u>ils oignaient d'huile beaucoup de malades et les guérissaient.</u>"

Marc 6:13

Découvrons à présent ce que certains évangélistes ayant l'onction de guérison pensent de l'application de l'huile au malade. Le grand évangéliste **Smith Wigglesworth** parlant de la manière dont il a prié pour une femme dont les médecins disaient qu'il ne restait qu'un jour à vivre,

"Je ne perdis pas une seconde dans la prière, me précipitai vers le lit, ouvrit la bouteille d'huile, et en vidai pratiquement le contenu sur la femme. Puis je vis Jésus juste au chevet du lit arborant un tendre sourire sur son visage, et je m'adressai à la femme en ces termes 'femme, Jésus Christ te guérit.' La femme se tint debout, totalement guérie; elle est aujourd'hui en très bonne santé."

Parlant du même sujet, F.F. Bosworth fit ce que j'ai appelé une conclusion chargée de sens.

<u>"L'eau est pour l'ordonnance du baptême Chrétien ce que l'huile est pour celle de l'onction d'huile pour la guérison des malades."</u>

Levons-nous et oignons les malades d'huile, prions pour eux au nom de Jésus Christ et ils seront guéris. Je le fais déjà.

Il y a quelques années, j'étais en plein culte le Dimanche matin lorsque l'on vint me dire qu'une femme de notre église avait des difficultés pour accoucher. Elle était en travail depuis la veille. Je me rendis précipitamment à la clinique où elle était admise, pris une bouteille d'huile d'olive et demandai aux infirmières de la faire sortir de la sale d'accouchement.

Je l'oignis d'huile, priai pour elle et repartis m'asseoir. Aussi extraordinaire que cela puisse paraitre, le bébé sortit aussitôt. Nous chantames ensemble des louanges à l'Eternel, puis je retournai à l'église participer au culte. L'intervention de Dieu fut instantanée. L'onction brise le joug et débarrasse de la friction. Elle affranchit et purifie. Elle restaure, renouvelle, revigore et raffraichit. Elle fortifie et stimule!

<u>La Compassion</u>

Avoir compassion, c'est simplement être attentionné envers les autres, leur manifester de l'amour, exprimer envers eux un sentiment réel et les aider en temps de besoin. Il est impossible pour quelqu'un de recevoir la guérison de la part de Dieu s'il n'a pas d'amour pour les autres. La Parole de Dieu déclare que celui qui est miséricordieux recevra également de la miséricorde en retour. L'on reçoit ce que l'on donne. Vous demandez à Dieu de vous guérir, mais avez-vous dans votre coeur de la compassion pour autrui? Ce qu'un homme sème, il le récolte aussi. Si vous voulez que Dieu exauce chaque fois les prières que vous Lui adressez, alors réagissez promptement face aux situations et manifestez de l'amour envers les autres. Manifestez de l'amour pour autrui.

Revenons à l'histoire de Dorcas. Après sa mort, les femmes et les pauvres montrèrent aux apôtres qui venaient d'arriver les cadeaux et les habits que la soeur Dorcas avait faits pour eux. Je ne pense pas que ce soit seulement la prière de Pierre qui ressuscitât Dorcas, les pleurs et lamentations de ces veuves et pauvres y ont également contribué. Certainement, le Seigneur a vu la détresse de ces femmes désespérées qui pleuraient sans cesse et s'est dit à Lui-même, "Non, Je la leur rendrai afin qu'elle continue cette bonne oeuvre." Celui qui est miséricordieux recevra de la miséricorde! Manifestez-vous de la miséricorde envers votre prochain??

De même pour recevoir la puissance de la guérison pour guérir d'autres personnes nous devons avoir un coeur de compassion.Oui, Dieu l'implante en nous pour la cause du ministère. C'est ce qui nous fait pleurer lorsque nous voyons les gens souffrir. Nous faisons passer l'intérêt des autres avant la nôtre. C'est ce qui nous motive à nous sacrifier pour les autres. En définitive, il est impossible d'exercer un ministère pareil sans un coeur semblable. C'est le coeur compatissant qui stimule la guérison et l'onction. C'est un tel coeur que Jésus avait. Regardons ce qui se passa lorsque Jésus arriva au tombeau de Lazare dans Jean 11:35 (le plus court verset de la bible), Il fut profondément ému et pleura. Ce coeur de compassion a libéré immédiatement le pouvoir qui demanda au mort de sortir du tombeau. C'est la puissance de la compassion!

Jésus est toujours ému de compassion au moment Il guérit les malades. Comme ici:

"Jésus, ému de compassion, étendit la main, le toucha, et dit: Je le veux, sois pur. Aussitôt la lèpre le quitta, et il fut purifié."

Marc 1:41-42

Relations Cordiales

Le type de relation avec autrui détermine notre guérison. Si nous entretenons la haine, la malice, la méchanceté, le manque de pardon, l'esprit de vengeance etc, alors il ne faut pas s'attendre à recevoir de Dieu la guérison. Vous devez pardonner à tous ceux qui vous offensent, maltraitent, trahissent et font du mal, si vous voulez vraiment que Dieu vous exauce lorsque vous priez pour la guérison des malades. Cela ne s'applique pas seulement à la prière, le pardon et et l'amour déclenchent toujours également un fleuve de guérison. Ces deux élements sont très puissants. Lorsque vous pardonnez à ceux qui vous offensent, vous vous libérez ainsi que celui qui vous a offensédes liens de la servitude. Le pardon est divin. Lorsque vous pardonnez et manifestez de l'amour, vous facilitez l'exaucement de vos prières et faites de vie une demeure pour le surnaturel.

Savez-vous pourquoi le corps de Jésus était 'éligible' à la résurrection après tout ce qui avait subi? Il fut enseveli et les puissances du tombeau et de la mort ne purent pas Le retenir à cause des deux lois éternelles puissantes – le pardon et l'amour. En vérité, même à la croix cet Homme incroyablement intercédait auprès de Dieu pour Ses bourreaux. Si vous pratiquez ces deux choses, il ne restera dans le livre plus aucune maladie ou infirmité. Non seulement cela, mais vous deviendrai indestructible et surnaturel!

Votre guérison peut intervenir maintenant si vous commencez par pardonner quiconque vous a fait du tort. Ceux don't vous vous souvenez encore. Ceux contre qui vous developpez une rancoeur. Faites cela sans attendre et vous verrez un flot de guérison couler dans votre corps, votre esprit et votre âme. Par consequent, les écritures nous exhortent à confesser nos péchés (fautes et transgressions) les uns aux autres afin que nous soyons guéris. Lisons ceci:

"Confessez donc vos péchés les uns aux autres et priez les uns pour les autres, afin que vous soyez guéris. La prière fervente du juste a une grande efficacité."

Jacques 5:16 (La Bible Thompson Chain-Reference)

Le mot 'faute' est généralement défini comme quelque chose qui rend l'homme imparfait. Dans ce monde, nul n'est parfait. Nous pouvons faire du tort à autrui consciemment ou non. Maintenant, la bible nous exhorte à confesser ces fautes aux personnes concernées lorsque nous les commettons. Dire à celui ou celle que nous avons offensé(e) : "Je m'excuse pour ce que je t'ai fait ou ce qui s'est passé l'autre fois''. Et lorsque c'est vous qui êtes offensé(e)s, vous devez pardonner sans délai. Il ne même pas attendre que celui ou celle qui vous a offensé (e) s'excuse d'abord avant de lui pardonner.

Si nous agissons de la sorte, nos prières seront exaucées et nous serons guéris. C'est la Parole de Dieu qui le dit ! Aujourd'hui, le mot 'faute' est à tort traduit par 'péché' dans certaines bibles. L'on ne peut pas confesser nos péchés à autrui. C'est à Dieu qui pardonne les péchés que nous devons les confesser. Le terme exact est 'fautes': qui est le tort que nous faisons à ou l'erreur que nous commettons envers quelqu'un. L'objectif de la confession de nos fautes les uns aux autres est de restaurer nos rapports avec les autres dans le corps du Christ.

La Louange et l'Adoration

Lorsque nous avons une vie de louange et d'adoration, aucune maladie ou infirmité ne peut rester dans notre corps. Beaucoup ont reçu la guérison en adorant l'Eternel. Si vous observez attentivement la plupart des évangélistes dont le ministère est axé sur la guérison, vous remarquerez qu'ils précèdent les guérisons par une atmosphère de louange et d'adoration. Pourquoi font-ils cela? Selon la bible, Dieu siège dans la louange de Son peuple. La louange et l'adoration attirent Sa présence et lorsqu'Il se présente tous les obstacles, toutes les maladies et infirmités disparaissent.

L'adoration occupe une place prépondérante dans tout ce que nous faisons avec Dieu. En effet, nous sommes créés pour adorer le Seigneur et pour être le sujet de Sa joie. Aussi, le Saint-Esprit qui est l'auteur des guérisons et miracles se manifestent pendant la louange et l'adoration. Si vous voulez recevoir la guérison, vous devez commencer par louer le Seigneur. Vous devez l'adorer de tout votre coeur, pas seulement parce que vous voulez qu'Il exauce vos prières mais aussi parcequ'Il est le SEIGNEUR des seigneurs et le ROI des rois. Il est le créateur de toute chose, Celui qui tient l'univers dans Ses mains. Il est le Roi de toute la terre, Celui qui nous guérit de nos maladies.

La guérison n'interviendra que lorsque vous vous mettez à L'adorer. Le Saint-Esprit ne lèveront pas le petit doigt et les anges (ces medecins divins)se garderont d'effectuer l'intervention divine jusqu'à ce que vous commenciez à démeurer continuellement dans Sa présence à travers la louange et l'adoration. Ceci est très important! J'en ai déjà fait l'expérience. Un homme de louange triomphe toujours dans les combats. Vous pouvez venir à bout de la maladie qui vous ronge par la louange et l'adoration.

Le Saint-Esprit

CHAPITRE HUIT

Le Saint-Esprit

L'**A**utre réalité que nous voudrions mettre en exergue ici, c'est que c'est le Saint-Esprit qui accomplit la guérison. Il est Celui qui coordonne et applique tous les facteurs qui participent à la guérison. C'est la personne de la trinité qui est chargée des 'opérations'. N'oublions pas que nous avons Dieu le Père, Dieu le Fils et Dieu le Saint-Esprit– Trois en un. Le même Dieu, mais qui opère en trois dimensions. Il intervient à la création et dans l'Ancien Testament comme le Créateur et le Tout-Puissant, dans le plan de salut comme le Fils de Dieu, Jésus Christ, et après l'ascension pour parfaire l'oeuvre de grace comme le Saint-Esprit.C'est exactement comme les trois couches d'un même qui réalisent différentes fonctions.

Jésus savait que Ses disciples ne pouvaient accomplir grand chose sans Lui; Il leur demanda donc avec insistance de rester à Jérusalem jusqu'à ce qu'ils fûrent revêtus, baptisés de la puissance du Saint-Esprit. Mon Dieu! Nous voyons ce qui se passa aussitôt après qu'ils furent baptisés dans le Saint-Esprit – des guérisons, miracles, signes et prodiges, et des saluts exténuants. C'est l'oeuvre du Saint-Esprit.En ce temps de dispensation, aucune oeuvre de grâce (y compris la guérison) ne peut être possible sans l'action du Saint-Esprit. Cela est vrai!Lorsque vous acceptez cette réalité, alors vous verrez d'avantage de guérisons se réaliser en vous et autour de vous.C'est le secret de tous ceux qui nagent dans les guérisons et les miracles. Même au début de Son ministère, Jésus ne pouvait pas faire grand chose sans être baptisé dans cette même personne. Ce n'est qu'après avoir été baptisé qu'Il commença Son ministère. Il se mit à guérir les malades et à ressusciter les morts. Souvenons-nous de ce qui s'est passé au Jourdain et avec les apôtres à la chambre haute:

"Tout le people se faisant baptizer, Jésus fut baptisé; et, pendant qu'Il priait le ciel s'ouvrit, et <u>le Saint Esprit descendit sur lui sous une forme corporelle, comme une colombe.</u> Et une voix fit entendre du ciel ces paroles: "Tue s mon Fils bien-aimé; en toi j'ai mis toute mon affection."

Luc 3:21-22

Puis les disciples:

"Le jour de la Pentecôte, ils étaient tous ensemble dans le même lieu. Tout à coup il vint du ciel un bruit comme celui d'un vent impétueux, et il remplit toute la maison où ils étaient assis. Des langues, semblables à des langues de feu, leur apparurent, séparées les unes des autres, et se posèrent sur chacun d'eux. <u>Et ils furent tous remplis du Saint Esprit,</u> et se mirent à parler en d'autres langues, selon que l'Esprit leur donnait de s'exprimer."

Actes 2:1-4

Les choses sérieuses commencèrent à partir de ce moment. Ainsi donc, c'est le Saint Esprit qui accomplit la guérison; vous devez l'admettre, le recevoir et entretenir une relation cordiale avec Lui pour recevoir la guérison et se maintenir en bonne santé.

Vous devez constamment et sérieusement être en communion avec Lui. C'est le Saint Esprit qui opère la guérison et c'est Lui qui vous guérit aujourd'hui dans le nom de Jésus ! Tout vrai chrétien qui exerce le ministère de guérison le sait. Mais ici, compte tenu de l'espace limité, nous ne citerons que l'un des vétérans, l'un des plus grands évangélistes du 20ème siècle exerçant le ministère de la guérison, Kathrin Kuhlman –une femme qui doit en savoir plus. Ecoutons la:

"Nul ne sait mieux que moi que par moi-même je ne suis rien. Je ne suis pas votre point de contact. Ce n'est pas qui opère la délivrance. Par moi-même, je ne peux rien. Et pourtant des miracles se produisent. Pourquoi, pourquoi? Le <u>Saint Esprit</u> la troisième personne de la trinité déploie Sa puissance et agit à travers le canal qui se dispose à Le recevoir.Je ne peux pas utiliser le Saint Esprit, c'est le Saint Esprit qui doit m'utiliser."

Tiré de son livre *'God Can Do It Again' (Dieu Peut Encore Le Faire)*

Il n' y a pas plus vrai que cela! C'est le Saint Esprit qui opère la guérison. Ce que l'on doit faire, c'est de se soumettre totalement à Lui. Commencez par entretenir une relation en développant une vie de sainteté, de louange et d'adoration. Pratiquez ces choses en tout temps. Il aime tant l'adoration. Observez attentivement tous ceux qui ont reçu ou qui servent d'instruments pour la guérison divine; ce sont tous, des hommes ou femmes de louange et d'adoration. Ne pensez pas à la situation que vous traversez maintenant, au contraire mettez vous à L'adorer. Adoptez toujours une attitude d'adoration et vous recevrez votre guérison. L'adoration attire la présence du

Saint Esprit qui lorsqu'Il arrive rend toute chose possible. Les maladies, les infirmités, les problèmes, les malédictions disparaissent. Même les choses que vous ne demandez pas vous sont accordées pendant l'adoration car en ce moment-là le ciel devient généreux. Les apôtres ont appliqué le principe de l'adoration, Kathrin ainsi que tous ceux qui exercent le ministère de la guérison par la foi l'applique encore aujourd'hui. Ceci explique pourquoi des guérisons incroyables et des miracles les accompagnent partout où ils vont. L'adoration attire le Saint Esprit dont la présence fait couler un flot de guérisons.

Les Anges

Les anges jouent un rôle très déterminant dans le processus de guérison divine. En effet, la plupart des guérisons sont opérées par Dieu par le truchement des anges. Cela est vrai ! Les anges sont des êtres célestes puissants créés par Dieu et dont la fonction est d'exécuter les ordonnances de Dieu et de L'adorer. Ils adorent Dieu dans le ciel et font Ses courses pour Lui. Sur la terre, ils sont à notre service et exécutent diverses missions divines. Les anges notamment combattent pour le peuple de Dieu, le protègent, attirent la faveur de Dieu sur lui et pourvoient à leur besoin. Parfois, nous les voyons combattre directement les ennemis de Dieu. Souvenez-vous qu'un seul ange tua en une nuit 85000 soldats. Les exemples de ce genre sont légion dans les écritures. Par exemple, en Egypte c'est un ange qui tua tous les premiers-nés des Egyptiens en une seul nuit, fussent-ils hommes ou animaux. Un ange leur servit de façon miraculeuse de bouclier de protection pendant leur marche et les conduisit personnellement sous la forme d'une colonne de feu pendant la nuit et d'une colonne de nuée pendant le jour. Formidable!

Les anges sont innombrables et se présentent diverses formes et catégories, opèrent de diverses manières et sont dotes de puissances multiples. Certains sont spécialisés dans l'art de la guerre ou dans la guérison, d'autres dans la louange et l'adoration. Certains comme les très puissants chérubins et séraphins multidimensionnels se tiennent devant Son trône. Et même les gigantesques archanges tels que Michel et Gabriel. Ce sont seulement là qui sont révélés à les écritures. Il en existe encore beaucoup d'autres. Le monde des anges est très vaste de par la taille et les operations qui s'y exercent. Il m'a été une fois donné de voir des anges habillés et agissant comme des Forces Spéciales et bien d'autres qu'il est difficile de décrire ici. Je ne voudrais pas aller delà des limites de la bible. La présente étude ne porte pas sur les anges. Attendons la sortie de mon livre que j'ai écrit sur eux. Nous voulons seulement ici relever leur contribution très active dans le processus de guérison. Comme précédemment dit, ils sont très actifs dans le processus de guérison. Lisons ceci avant de poursuivre:

"Après cela, il y eut une fête des Juifs, et Jésus monta à Jérusalem.Or, à Jérusalem, près de la porte des brebis, il y a une piscine qui s'appelle en hébreu Béthesda, et qui a cinq portiques. Sous ces portiques étaient couchés en grand nombre des malades, des aveugles, des boiteux, des paralytiques, qui attendaient le mouvement de l'eau;<u>car un ange descendait de temps en temps dans la piscine, et agitait</u>

l'eau; et celui qui y descendait le premier après que l'eau avait été agitée était guéri, quelle que fût sa maladie."

Jean 5:1-4 (Version Louis Segond 1910)

Oui la fameuse **piscine deBéthesda**. Son enceinte était certainement toujours bondée de monde, prise d'assaut par les malades accompagnés de leurs parents. Pouquoi? Un ange doté du pouvoir de guérison descendait par moments du ciel pour remuer l'eau et la première personne à s'y jeter était totalement guérie quelle que soit la nature, l'ampleur ou la durée de la maladie.

Il y a des anges qui sont spécialement revêtus du pouvoir de guérison comme celui susmentionné. Les personnes que vous voyez dans vos visions, rêves ou parfois lorsque vous tombez en transes sont des anges que l'Eternel envoient pour vour guérir. N'avez-vous pas déjà entendu ces témoignages de gens malades qui se réveillés en pleine santé après avoir en visions pendant le sommeil été touchés, reçu des substances, ou subi une operation chirurgicale etc ?

J'ai personnellement expérimenté cela à plusieurs reprises. Je me souviens encore, en 2001, je tombai du haut d'une dalle et fut gravement blessé aux épaules. La plaie était vraiment profonde et je me souviens, je devais mettre un T-Shirt pendant les prédications, sans parler de la douleur.

Une nuit alors Je dormais sur le lit, j'aperçu en songe la femme du Pasteur principal de notre église arrêtée à coté de moi pendant j'étais étendu sur un lit d'hôpital.Elle prenait soin de moi et pansait la plaie. Wow! Au réveil, nul besoin u'on me dise que j'avait reçu une visite angélique. D'abord, cette femme vit à des centaines de kilomètres de là où j'habite, nous nous connaissons bien très peu pour qu'elle me rendît visite et jusqu'à present elle ignore même que j'ai eu un tel accident. Alors est venu s'occuper de moi cette nuit là? Certainement un ange!

Dieu a envoyé Son ange pour m'encourager, me servir et restaurer ma santé. C'est quelque chose dont j'avais besoin en ce moment là. A certains moments les êtres angéliques enlèvent physiquement des choses de notre corps. J'en est fait une experience très dramatique dont je me rappellerai tout le restant de ma vie. J'était couché dans ma chambre en 2005 lorsqu'un homme est apparu devant moi, me délivra un message en pointant du doigt une grande photo à côté de moi. J'essayai de lui poser des questions mais rapidement il fit sortir de ma poitrine quelque chose et disparut. Mon Dieu! Tout ceci se passa en une fraction de seconde. Et je fus convaincu que ce n'était pas une simple transe lorsque je tentais de me lever du lit; la douleur devenait intense à l'endroit où il m'avait touché et pendant plusieurs semaines je ressentais toujours des douleurs à la poitrine. L'être angélique est venu pour ôter ce que l'ennemi a planté dans mon corps. Mes yeux se sont ouverts sur les détails. Louange à l'Eternel!

Une opération divine! J'avais déjà été témoin de ce genre d'intervention à d'autres occasions. Les exemples sont légion. Parfois, après avoir prié pour des personnes, elles disent qu'elles sont guéries après avoir eu de telles visions. Je me souviens, pendant que je servais dans une église dans la region d'Ogoni j'ai été amené à leur dire qu'ils recevraient la visite d'anges pendant la nuit. Et un frère me fit savoir que pendant la nuit il vit quelqu'un lui tendre une bouteille d'huile d'olive pour qu'il appliquât de son contenu sur la jambe affectée pour recouvrer la guérison. Cette jambe était malade depuis plusieurs mois.

Tous ces anges travaillent pour notre guérison. La bible dit que ce sont des esprits à notre service. Ils nous aident et nous encouragent. Considérez ce qui se passa lorsque Jésus alla dans le désert pour jeûner et prier pendant quarante jours et quarante nuits. Au terme de cette période d'épreuve, Il est devenu physiquement faible, mais selon la bible, des anges sont venus Le fortifier. C'est la même chose qu'ils font pour nous. Ils nous fortifient pendant nos moments de faiblesse. Ils contribuent à notre guérison. J'ai également vu des anges habillés comme des médecins ou des infirmiers. Dieu envoie Ses anges pour nous servir chaque jour. Attendez-vous à leur action. Ils vous guérirons de cette maladie qui affecte votre corps au nom de Jésus!

La Parole de Dieu

CHAPITRE NEUF

La Parole de Dieu

"Il envoya sa parole et les guérit, Il les fit échapper de la fosse."

Psaumes 107:20

Nous avons une pleine assurance sur la base de la Parole de Dieu que nous recevons notre guérison et restons en bonne santé. Lorsque nous connaissons, gardons et marchons selon Sa Parole, aucune maladie ne peut s'attacher à notre coprs. Si elles ne purent pas s'attacher au corps de Jésus, elles ne peuvent pas non plus s'attacher au nôtre. Oui, le secret de Jésus reposait sur le fait qu'il connaissait, et se conformait volontairement et parfaitement à la Parole de Dieu. Jean le bien-aimé le savait et il nous dit:

"Bien-aimé, je souhaite que tu prospères à tous égards et sois en bonne santé, comme prospère l'état de ton âme."

3 Jean 2

Vous comprenez cela? De quoi se nourrissent l'âme et l'esprit? De la Parole de Dieu. Si votre esprit et votre âme recçoivent convenablement la bonne nourriture de la Parole de Dieu, alors les effets seront ressentis dans notre corps, notre santé. Votre corps doit âtre en aussi bonne santé que votre âme. L'âme ne peut prospérer tandis que le corps est atteint de 'kwashiorkor'. Ce serait une anomalie. Un esprit sain ne peut travailler convenablement dans un corps malade.

Maintenant, parfois l'on voit des personnes prétendre être spirituelles mais qui en réalité vivent dans un dénuement total et terrible (pauvres en biens matériels, en pensées, en grâce et en faveur) et dans la maladie. Ceci n'est pas correct selon les paroles de Jean susmentionnées. Relisez encore ce passage. Il dit que vous devez prospérer à tous égards et être en bonne santé comme prospère l'état de votre âme! Je pense également à un autre passage de bible qui affirme que nous passerons nos années en bonne santé et dans la prospérité. C'est la volonté de Dieu. C'est Sa Parole. Gloire Lui soit rendue!

Maintenant, comme dit, si vous voulez être et démeurer en bonne santé vous devez vous plonger totalement dans Sa Parole. Que dit la Parole de Dieu concernant notre guérison?

Il nous guérit

"Si tu écoutes attentivement la voix de l'Éternel, ton Dieu, si tu fais ce qui est droit à ses yeux, si tu prêtes l'oreille à ses commandements, et si tu observes toutes ses lois, je ne te frapperai d'aucune des maladies dont j'ai frappé les Égyptiens; car je suis l'Éternel, qui te guérit."

Exode 15: 26

Oui, Il est le Dieu qui nous guérit. Il y a également ici une condition à remplir. Nous devons être prêts et disposés à obéir à la Parole de Dieu en tout temps et à tout prix. Il dit aussi qu'il existe des maladies spécialement conçues pour les Egyptiens (non-croyants); qui ne peuvent pas nous atteindre si nous suivons Ses commandements. Cela est la vérité! La plupart des gens souffrent aujourd'hui parce qu'ils sont allés à l'encontre de la Parole de Dieu et des lois naturelles.

Comme déjà évoqué précédemment sur l'origine de la maladie, que peut-on attendre des péchés sexuels, notamment l'homosexualité, les rapports sexuels avec des animaux ou des demons, et de l'adoption de modes de vie malsains et nuisibles notamment fumer de la cigarette, boire de l'alcool, consommer de la drogue, pratiquer l'idolâtrie si ce ne sont des maladies et des infirmités (curables ou incurables)? La plupart des maladies incurables qui sévissent dans le monde aujourd'hui sont la conséquence après que l'homme se soit détourné des lois divines et naturelles mises en place par Dieu. Celui qui désobéit à l'Eternel, encourt le châtiment de Dieu. Si vous vivez comme les Egyptians vivaient, vous recevrez la même récompense que ces derniers: maladies, infirmités, maledictions, catastrophes etc.

A present, revenant à notre sujet principal, Dieu dit que c'est Lui qui nous guérit. Amen! Lorsque que vous tombez malade, Dieu vous guérit. Quelle que soit l'origine de la maladie – désobéissance à Ses commandements, attaque de l'ennemi, ignorance ou péché, Il veut et peut vous guérir de votre maladie. Je prie que vous receviez votre guérison pendant que vous lisez ce livre dans le nom puissant de Jésus!

Il restaure

"Mais je te guérirai, je panserai tes plaies, Dit l'Éternel."

Jérémie 30:17

Amen! Dieu dit que c'est Lui qui restaure notre santé. C'est Lui qui panse nos plaies. Oui, Il en a la capacité. Peu importe depuis combien de temps vous êtes dans cet état ou comment désespérée est la situation. L'Eternel vous restaure. Il l'a déjà fait pour d'autres et Il en fera de même pour vous. Saisissez cette parole pendant que vous lisez ce livre aujourd'hui.

Par Ses meutrissures

"Mais il était blessé pour nos péchés, Brisé pour nos iniquités; Le châtiment qui nous donne la paix est tombé sur lui, Et c'est par ses meurtrissures que nous sommes guéris!"

Esaïe 53:5

Oui, par Ses meurtrissures (blessures) nous sommes guéris. Quel mystère! Au moment où l'on Le flagelait, déchirait Sa peau et perçait le corps de notre SEIGNEUR Jésus, Dieu échangeait chaque coup avec nos maladies. L'on Lui donna Trente - neuf coups (c'est-à-dire quarante moins un). Je ne pense pas que vous souffrez en ce moment de trente-neuf maladies et même si cela était le cas, chaque coup de fouet que Jésus a reçu a enlevé chacune des maladies qui se trouvent dans votre corps. C'est la vérité! Et considerez la période où cette prophétie fut donnée – des milliers d'années avant la venue du Messie. La Parole de Dieu ne faillit jamais. Dieu avait prévu depuis le début même avant notre naissance que toute maladie, infirmité ou faiblesse dont notre corps souffrirait serait effacée par chaque coup de fouet que Jésus reçut à la croix. Gloire à Dieu!

<u>Il a pris nos infirmités, et il s'est chargé de nos maladies</u>

Matthieu 8:17

La maladie ou l'infirmité qui se trouve dans votre corps en ce moment a été déjà ôtée par Jésus Christ. C'est la raison de Sa venue – ôter toutes nos maladies ou infirmités. Ce n'est plus à vous de les porter. Alors, commencez à présent à ordonner à cette maladie ou infirmité de partir parce que le prix a déjà été payé plus de deux milles ans auparavant. Ordonner à ce symptôme de quitter votre corps. Toutes les fois que le Diable se présentera avec sa ruse, brandissez-lui cette réalité et il s'enfuira loin de vous. Dites que notre Seigneur s'est déjà chargé de ces maladies. Elles sont enlevées! Il fut blessé pour que je sois guéri. Par Ses meurtissures nous sommes guéris! J'aime la manière avec laquelle 1 Pierre 2:24 exprime cela:

"..par les meurtrissures duquel vous avez été guéris!"

Gloire à Dieu!!!!!!!!!!!

Proclamezcette parole

Proclamez la parole ci-dessus sur votre santé. Lisez-la, étudiez-la, priez sur la base de cette parole, méditez-la, nourrissez-vous en et vous verrez les résultats dans votre vie. Ce principe marche toujours. Il est établi d'éternité en éternité. Proclamez ces paroles continuellement. Ne fixez pas vos regards sur les symptômes, au contraire proclamez Ses promesses. Rappelez-vous des paroles de la bible selon lesquelles nous devons croire dans notre coeur avec droiture et **confesser de notre bouche le salut**(Guérison). Oui, la guérison est incorporée dans la racine traduite par salut. Elle inclut la regénération, la délivrance, la guérison et la prospérité. Il ne faut surtout négliger aucune d'entre elles. Ignorez les symptômes et ne vous laissez pas emporter par les sentiments mais au contraire confesses Ses paroles. Commencez dès aujourd'hui. Il y a de la puissance dans la confession. Vous recevez ce que vous confessez; Je confesse ce que je crois!

Smith Wigglesworth dans son commentaire sur la puissance et la supériorité de la Parole dit:

"Il y a des fois où l'on a l'impression de se trouver devant un mur de roc. Il y a des moments où il n'y a aucun sentiment, où tout semble aussi sombre que la nuit, où la seule option qui s'offre c'est de mettre notre confiance en Dieu. Ce qu'il faut faire c'est de nous engager de tout notre coeur à croire qu'Il n'échoue jamais et ne peut jamais échouer. Vous n'arriverez à rien si vous vous appuyez sur vos sentiments. Il y a quelque mille fois meilleure aux sentiments, et elle est puissante: la Parole de Dieu!"

- Smith Wigglesworth

Ces paroles sont celles d'un homme dont le ministère fut caractérisé par des miracles et des guérisons. A travers lui, Dieu ressuscita même les morts. La Parole de Dieu produit la foi qui permet à chacun de Le recevoir. C'est la semence qui mise en terre produit du fruit. Elle est vivante. Elle donne à notre foi et notre esprit la capacité de tenir ferme dans l'espérance de Sa gloire même quand tout semble s'"écrouler autour de nous. Selon les écritures, la Parole de Dieu est la santé pour nos muscles et un raffraichissement pour nos os!

Rapidement

Pensez à votre guérison. Voulez-vous la recevoir maintenant? Elle est venu subitement. La Parole de Dieu vous le garantit. Croyez-y. Lisons ceci:

"Alors ta lumière poindra comme l'aurore, Et ta guérison germera promptement."

Esaïe 58:8

Nous sommes dans la saison des guérisons! Dieu guérit encore aujourd'hui. Son désir est que vous soyez en bonne santé. Il veut que vous soyez heureux. Il ne veut pas que vous continuez à souffrir sous le poids de cette douleur. Il ne veut pas non plus que vous continuez à gaspiller votre argent pour cette maladie qui n'a que trop duré. Vous n'avez pas besoin d'attendre au bord de la piscine de Béthesda comme le paralytique ou d'aller vous baigner dans le Jourdain comme Naaman, le lépreux. La puissance de guérison de Dieu vous touche maintenant même à l'endroit où vous vous trouvez! **Recevez votre guérison maintenant dans le nom puissant de Jésus – Amen!**

Conservez Votre Guérison

CHAPITRE DIX

Conservez Votre Guérison

Après votre guérison, il y a certaines choses que vous devez faire pour la conserver. Vous devez mettre en pratique tout ce qui est contenu dans ce livre. Vous devez toujours être prompte à aimer et à pardonner. Vous devez demeurez dans l'adoration.

Vous ne devez pas retourner au péché. Après avoir guéri le paralytique à la piscine de Béthesda, le Seigneur lui recommanda sévèrement de ne plus pécher. Si vous voulez conserver votre guérison, alors vous devez vous tenir loin du péché. C'est un ordre de la part de Jésus. Ecoutez-Le:

"Depuis, Jésus le trouva dans le temple, et lui dit: <u>Voici, tu as été guéri; ne pèche plus, de peur qu'il ne t'arrive quelque chose de pire</u>"

Jean 5:14

<u>Dernière Ligne</u>

Je conclue avec ces paroles éternelles de Bosworth:

"Lorsque nous nous réjouissons dans ces miracles, nous nous rappelons qu'ils ne sont que la manifestation extérieure d'un miracle mille fois plus précieux et plus grand qui s'est produit dans la chambre sacrée de notre homme intérieur. La cause inhérente est de loin plus précieux que les effets externes. Les résultats physiques de la prière [ex: guérison] sont semblables aux écritures d'un livre de comptes bancaires qui indiquent que vous avez un dépôt d'or dans la banque. L'or a plus de valeur que les chiffres."

R. V. Bosworth

Prière d'Action de Grâce

Maintenant, commencez à dire merci au Seigneur pour ce qu'Il a fait pour vous.

Que Dieu Vous Bénisse!

Très Important

Si vous n'avez pas encore accepté Jésus Christ comme votre SEIGNEUR et Sauveur personnel, alors baissez la tête maintenant. Confessez vos péchés et demandez à Dieu de vous pardonner. N'oubliez pas ceci, vous devez vous garder de retourner à vos anciennes habitudes. N'hésitez pas à nous écrire si vous avez besoin de conseil. Et n'oubliez pas, je l'ai déjà dit, vous devez vous abstenir de défier l'ennemi si vous n'êtes pas un Chrétien né de nouveau, qui a une vie prière et qui vit dans la sanctification. Que Dieu vous bénisse!

Ce livre vous a-t-il fait du bien? Ecrivez-nous à l'adresse ci-dessous pour partager avec nous vos témoignages.

Rev. Gabriel Agbo

Tel: +234-8037113283

E-mail: gabrielagbo@yahoo.com

www.authorsden.com/pastorgabrielnagbo

P O Box 1755, Enugu – Nigeria.

Facebook / Double Honour International

Twitter: @pastorgabagbo

<u>Votre partenariat, vos dons et soutiens à ce ministère seront la bienvenue. Votre soutien aidera certainement à partager ce message opportun partout dans le monde. Appelez-nous dès aujourd'hui.</u>

<u>Mes autres ouvrages</u>

.Puissance de la Prière de Minuit

.Briser les Malédictions Générationnelles: Révendiquer Sa Liberté

.Double Honneur

.Pas de Couronne Sans Croix

.Dieu de la Fécondité

.Reçois Ta Guérison

.Préparez-vous au Combat

. Dieu d'Abraham, d'Isaac &de Jacob

. Puissance du Sacrifice

Sortie d'Egypte

. Et autres.

Puissance de la Prière de Minuit (Livre)

Ce livre intitulé 'la Puissance de la Prière de Minuit' est sans doute l'un des ouvrages les plus complets et puissant s écrits sur le combat spirituel. Le titre fut choisi à partir d'une riche expérience, de témoignages et de confessions glaçantes, ainsi que par une étude attentive de la Parole de Dieu. En effet, c'est le fruit d'un travail de recherche riche et bien élaboré. Il a été catalogué comme un livre incroyable.

Ici, vous apprendrez beaucoup sur l'énorme puissance spirituelle mais pas suffisamment exploitée que renferment les prières faites entre 23:00 et 3:00 du matin. Connaissez-vous la puissance explosive qui se cache derrière la louange, la prière et le jeûne ? Connaissez-vous le rôle joué par les anges de Dieu, le Saint Esprit et le feu de Dieu dans le combat contre le royaume des ténèbres?

Dans ce livre, vous entendrez directement de la bouche d'anciens grands maitres occultistes du pouvoir colossal de destruction du nom et du sang de Jésus dans le royaume de Satan. Que se passe-t-il lorsque Satan et ses démons se retrouvent nez-à-nez avec ces deux éléments les plus puissants dans l'univers? Pourquoi Satan est-il tombé de son fauteuil lors d'une réunion à la mention du nom de Jésus?

Connaissez-vous les techniques de combat que l'ennemi utilise contre l'église, les chrétiens et les pasteurs? Comment arrive-t-il à détruire et parfois à tuer des ministres de l'évangile? Quels sont les agents du royaume des ténèbres dans l'église ? Quel rôle devraient jouer les intercesseurs ?

Quelle importance le sang et la chair de l'homme représentent-ils pour le royaume de Satan? Pourquoi le monde occulte pratique-t-il des sacrifices humains? Vous découvrirez plusieurs récits d'anciens agents satanistes ainsi leurs méthodes pour sacrifier les hommes et des pratiques inexprimables qui font froid dans le dos. Pourquoi une femme enlève-t-elle les yeux d'un bébé faisant quatre pattes de leur orbite, le tue malgré ses cris et hurlements, puis pile sa chair pour la manger? Que fait l'occultiste avec le sexe ? Les esprits mauvais et les pactes démoniaques se transmettent-ils par les rapports sexuels ? Pourquoi un homme couche-t-il avec un petit garçon, dépose un serpent dans son ventre juste pour acquérir des pouvoirs, de la richesse et des grades ?

Vous découvrirez d'autres sujets comme Lutter avec Dieu, Lier et Délier, Détruire les Portes, Ouvrir les Portes, l'Armure de Dieu, les Portes du Ciel et de l'Enfer. Ce livre avec ses vingt chapitres chargés de puissance vous embrasera certainement de feu pour le Seigneur. Je ne suis pas certain que vous ayez déjà lu quelque chose de pareil.Ce livre est disponible à l'adresse suivante

Briser les Malédictions Générationnelles: Révendiquer Sa Liberté (Livre)

Ce livre ouvrira vos yeux sur les conséquences de tous nos actes sur notre destine et celle de nos enfants; même ceux qui ne sont encore nés. La question des malédictions a longtemps été mise de coté, mais nous pensons qu'il est nécessaire de les exposer maintenant. Nous allons tout d'abord chercher dans les écritures à savoir ce que Dieu en pense exactement, comment elles fonctionnent et comment nous pouvons en être totalement libérés. Les malédictions générationnelles sont si importantes que l'Eternel les mentionna dans la table des Dix Commandements.

C'est un fait établi que plusieurs personnes y compris des Chrétiens souffrent aujourd'hui des conséquences de leur désobéissance aux commandements et attentes de Dieu. Ainsi donc, plusieurs sont liés par l'ennemi par le biais d'instruments de servitude invisibles et non-identifiés. Dans la présente étude, nous apprendrons comment briser ces chaines placés par l'ennemi. Nous explorerons plus en profondeur des domaines comme l'idolâtrie (notamment l'Halloween), l'immoralité, la perfidie, le vol, les meurtres etc. Je suis convaincu qu'à mesure que vous lirez ce livre et explorerez les vérités y contenues, vous serez animé par le désir de faire un auto-examen et de vous efforcer à vivre une vie de sanctification, au moins pour vos enfants et les générations à venir. Que Dieu vous bénisse par la lecture de ce livre que je vous conseille de lire avec un cœur et un esprit ouvert afin que vous compreniez mieux ce qui se passe autour de vous. Livre disponible à l'adresse suivante

La Prière de Josaphat

Toute bataille dans cette vie peut être remportée! Tous les combats dans lesquels nous sommes engagés individuellement ou collectivement se regroupent en trois catégories – la guerre, la maladie et la famine. La guerre représente les oppositions physiques et spirituelles, les batailles et conflits auxquels nous sommes quotidiennement confrontés. La maladie désigne toute infirmité ou infection, curable ou non. Et la famine ou la sécheresse représente tout problème ou autre défi financier ou économique. Et dans ce livre, nous nous attelons à démontrer qu'il est possible de traverser ces difficultés et d'en sortir victorieux.

Dans ce livre, vous découvrirez des principes établis et vérifiés qui vous transporteront continuellement du côté de la victoire. Ce sont des principes divins, universels et éternels dont l'efficacité est démontré. Ils réussissent à tout les coups. Ce livre développent 10 chapitres de puissance: La Prière de Josaphat, Le Dieu du Ciel et de la Terre, Il est notre Héritage, Guerre, Maladies et Famine, Regardez Comment Nous Sommes Récompensés, Ne les Arrêtrez-vous Pas?Soyez sans Crainte et Ne Vous Décougez Pas, Ce N'est Pas Votre Combat, Croyez dans le SEIGNEUR, Mettez-Vous en Marche Demain et la Puissance de la Louange. Ce livre est également parsemé de puissants sujets de prière qui produiront des effets immédiats à la fin de chaque chapitre.

Si ce livre vous a fait du bien, nous vous prions de laisser un commentaire. Vous pouvez également vous abonner à notre bulletin mensuel d'information. Faites nous parvenir vos requêtes à l'adresse suivante: gabrielagbo@yahoo.com